1万人の脳を見た名医が教える

好奇心脳

Koukishin NOU

医学博士／「脳の学校」代表
加藤俊徳

プレジデント社

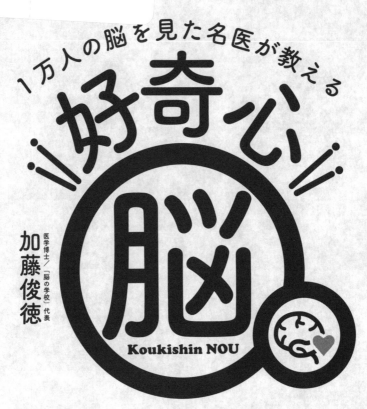

好奇心

今
「やってみたいこと」を
5つ書き出して
みてください

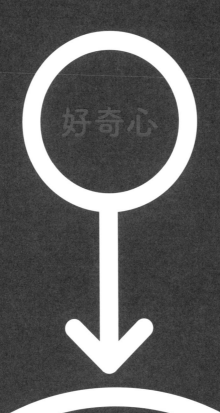

本書は、あなたの脳を好奇心で満たすための本です。

『『やりたいこと』がないと、歳をとってボケるよ」などと言われてきた方も少なくないと思います。
でもこれは冗談ではなく、脳科学的に正しい事実です。

そして、人生で成功を収めている人の多くが
「やりたいこと」を実現してきた人たちだということも、また事実です。

「好奇心」のある、なしで、人生は大きく変わります。

- 「好奇心」が、脳にいかに必要なものか
- 「好奇心」を、どうやってもう一度手に入れるのか
- 「好奇心」で、どうすれば脳を甦《よみがえ》らせることができるのか

プロローグを読み始める前に、今の自分の「好奇心」を確認しましょう。

今「やってみたいこと」を5つ書き出してみてください。
大きな夢でも、ほんの些細《ささい》なことでも、何でもかまいません。
（例：ギターを弾いてみたい。学生時代の友人に会いたい。起業したい。など）

1

2

3

4

5

いかがですか？

5つのうち、いくつ書き出せたでしょうか？

これがあなたの今の脳が生み出した「好奇心」のレベルです。

「脳の成長力」と言い換えてもいいかもしれません。

1つも思い浮かばないという方もいたかもしれません。

でも、安心してください。

本書を読み終わったあとにはきっと、

あなたの脳の中に、

「好奇心」が広がり始めているはずです。

「好奇心」はあなたの毎日を、楽しいものにしてくれるでしょう。

Prologue
脳内科医が断言！ 脳再生の第一歩は「失われた好奇心」の復活

「好奇心」が欠如した中高年の日常

脳のＭＲＩ（磁気共鳴画像法）から脳の診断・治療を行う私のクリニックには、連日のように、「今の自分」に不安や悩みを抱えた方が相談に来られます。その多くが40代後半を過ぎた中高年の方々です。

相談でもっとも多いのは、「もの忘れ」など脳の機能低下に関するものですが、実際の相談の内容は、心身に対する不安から生き方に関するものまで、非常に多岐《たき》にわたります。

一方、社会全体に目を向けると、今の日本には年間2万人以上の自殺者がいます。原因はさまざまだと思いますが、圧倒的に男性が多く、年齢階級別では50代が1位、次いで40代、70代、60代が続きます（「令和5年版自殺対策白書」厚生労働省）。

脳は人間のすべての「能力」をコントロールする司令塔で、「記憶力」などの「認知機能」だけでなく、人生そのものに関わってくるものです。年齢に関わらず、脳がしっかり働いて成長し続けることができれば、毎日が楽しくなり、あなたの人生も、思い描く理想の姿に限りなく近づいていくはずです。

ではなぜ、今の中高年にはこれほどまでに、不安や悩みを抱える人が多いのでしょうか。

私は、脳内科医として、また脳科学者として、「来院者の脳が成長するクリニック」を目指して、これまで1万人以上を加藤式MRI脳画像診断法（脳相診断）で診断し、治療してきました。多くの患者さんと対話し、脳の状態や脳の得意・不得意を説明して、様々な悩みの解決方法を手ほどきしてきました。

そうした日々の積み重ねの中で、私は**「脳の機能低下」や「老化」以前に、多くの方に共通**

する問題点を発見しました。

それが、本書のテーマである**「失われた好奇心」**の復活です。

私のクリニックを訪れる人の多くが、「これをしているときはワクワクする」とか「次はあれをやってみたい」という気持ちがない、つまり、物事に対する「好奇心」をなくしてしまっている。しかもそのことに本人がまったく気づいていないのです。

「右脳感情」は成長し、「左脳感情」は未発達

「好奇心」とは文字どおり、「珍しいものや、今まで出会ったことのない人や物に刺激を受けて、興味を持ち、探求しようとする心」です。

なぜ、中高年の多くが「好奇心の欠如」状態に陥《おちい》っているのか。それは、その世代の人たちが、知らず知らずのうちに**「自分の感情を閉じ込めてきた」**からです。

もう少し、脳科学的に説明しましょう。

私は、一般の方々が脳のことをより理解しやすくなるように、脳の神経細胞の集合体を、機

能ごとに、感情系、記憶系など**8系統の「脳番地」**に分類しています（「脳番地」については第3章で詳しく説明します）。脳には右脳と左脳がありますが、8つの脳番地も左右それぞれに配置されています。

「右脳」は主に五感から取り入れた「非言語情報（イメージや感覚など言語化されていない情報）を処理する」役割、「左脳」は主に「言語処理を行う」役割を担っています。右脳でキャッチしたぼんやりとしたイメージが、左脳によって言語処理され、自分の感情（言葉）として表現されます。

「好奇心」に関係するのが、喜怒哀楽などの感情表現をする際に働く「感情系脳番地」です。感情系脳番地では、「右脳感情系脳番地」は周りの空気を読む能力、「左脳感情系脳番地」は自分を表現する能力にそれぞれ関係しています。**「右脳感情」**は「他人感情」、**「左脳感情」**は「自己感情」と言い換えると、分かりやすいかもしれません。

ＭＲＩ脳画像を診てみると、中高年の患者さんの多くが「右脳（他人）感情系脳番地」が発達している一方、「左脳（自己）感情系脳番地」が育っていない、あるいは衰えてしまっていることがわかります。

「左脳（自己）感情」が発達しないまま、人生の後半を過ぎてしまっている――。「**空気は読めるけれど、自分（の感情）がない**」状態がずっと続いている人が多いということですね。

たとえば、高学歴のほうがいいとか、大企業に勤めたほうがいいというような考えは、社会がつくり出した「右脳感情」です。あなたは、これらの考えに付帯して、自分の人生を決めてこなかったでしょうか。

もちろん、社会に出て企業で働くなど、仕事をしていくうえでは、左脳感情を抑えつけ、右脳感情に付帯することは、ある意味避けられないことかもしれません。会社員にとっては、右脳感情（会社の方針や上司のやり方）に従うことによって、自分自身の成功（出世や高収入）が得られるからです。

中高年の多くが長きにわたり、無意識のうちに、左脳感情を抑えつけてきました。その結果、抑えつけてきたことさえ忘れて、自分でなにかをしたい、やってみたいという、左脳感情から生まれる「好奇心」を失ってしまったのです（あなたは3ページのチェックで、「やってみたいこと」が書き出せましたか？）。

45歳で「左脳感情」が悲鳴をあげる!?

他人感情の受け皿である「右脳感情」に付帯した日々を続けていると、45歳を過ぎる頃になって、「これって、私自身が本当にやりたかったことなんだろうか?」と考えるタイミングが訪れます。

これは、**抑圧されてきた自己感情といえる「左脳感情」が目覚めて悲鳴をあげている**状態。右脳感情と左脳感情の成長具合がアンバランスなために、脳の仕組み上必然的に起こることなのです。

左脳感情の目覚めに気づくことで、45歳からは、「右脳感情」と「左脳感情」を分けて考えることができる世代ということもできます。近年、中高年になって、学び直しのために大学へ進学したり、習い事を始めたりするといった現象が見られます。これは左脳感情の目覚めによって、自分自身が本来持っている「好奇心」を、もう一度呼び起こそうという意識が働く結果だと私は考えます。

ところが現実には、この「左脳感情」の悲鳴すら抑えつけてしまう人も少なくありません。

企業で働く人の多くは、定年を迎えて初めて、人生のセカンドステージを考えることを強いられます。60代になって、外からの圧力によって、右脳感情から解き放たれ、左脳感情を取り戻す必要性に迫られるわけです。

しかし**脳科学的には、左脳感情が目覚める45歳前後が、右脳感情から左脳感情へ切り替え、自分の「好奇心」を見つめ直すベストタイミング**です。他人への付帯に重きを置いた感情から、もう一度、本来の自分の気持ちに正直になるこのタイミングを逃すことは、定年前の約20年を無駄に過ごしてしまうことにほかなりません。

「好奇心」は記憶力を高める魔法の薬

45歳を過ぎた頃から、多くの人が、記憶力や認知機能の低下を意識するようになります。もちろん現実問題として、加齢に伴う「脳の老化のサイン」の可能性も否定できません。

しかし、記憶力や認知機能の低下も、左脳感情を抑えつけ、「好奇心」を失ってしまっているがために、脳が衰えた結果、起こっていることも少なくありません（記憶の中には「感情の記憶」があり、特に「好奇心」が強く影響しています）。

子どもの頃には誰もが、大小さまざまなことに「好奇心」を持ち、ワクワク・ドキドキした日々を送っていたはずです。

左脳感情から生まれる「好奇心」は、強力かつサステナブルで、持続性があります。この自分自身の「好奇心」でつかんだ記憶は、いくつになっても忘れることはありません。忘れてしまうのは、右脳感情（他人の基準）に付帯することで得た記憶で、左脳感情（自分自身）で選んだ記憶ではないからです。

脳番地から見ると、「感情系脳番地」と、記憶や認知に関係する「記憶系脳番地」には強力な関係性があります。左脳感情を取り戻し、発達が遅れていた左脳感情系脳番地が育つことで、「記憶系脳番地」も活発に動き出します。

「好奇心」が働くことで、記憶力も高まっていくのは、脳科学的にも不思議なことではありません。

「好奇心」は衰えてきた脳にとっての「起爆剤」であり、記憶力や認知機能を高める「魔法の薬」でもあるのです。

「好奇心の欠如」状態に気づき、取り戻すだけ

脳の成長を促すために、45歳からのタイミングでやるべきことは、次の2つだけ。

①今の自分が「好奇心の欠如」状態であるという事実に気づくこと
②左脳感情に従って、「失われた好奇心」を取り戻すこと

失われた好奇心を取り戻すには、好奇心いっぱいだった子どもの頃に回帰すればいい。もともと「好奇心」がなかったという人も、新たなタネを見つけて育てればいいのです。たったこれだけで、毎日が楽しくなり、記憶力も高まって、脳は成長し、最高の生き方になる――。「好奇心」の復活にはお金もかからないし、「脳トレ」も「脳活」も必要ありません。「好奇心」は自分自身で、際限なく、いつでもいくつでも、つくり出すことができるものです。

年齢制限もありません。**脳はいくつになっても成長する器官**ですから、「もう歳だから」とあきらめる必要はないのです。

いつまでも若々しく、人生で成功を収めている人の多くは、「左脳感情」に忠実で、「自分がやりたいからやるんだ」という、自分の「好奇心」を貫き通している人たち、最強の「好奇心脳」を手に入れた人たちなのです。

このことをぜひ覚えておいてください。

*

本書は3章構成になっています。

第1章では、脳科学的観点から見た「脳の可能性」と「好奇心」との関係について、第2章では、具体的な「好奇心」へのアプローチ方法、タネの見つけ方について説明します。

さらに、第3章では、8つの「脳番地」ごとの「好奇心脳」の育て方や使い方について解説していきます。

本書をお読みいただければ、あなたもきっと、脳への不安や悩みもなく、毎日が楽しくなる、最強の「好奇心脳」を手に入れられるはずです。

なんだかワクワクしてきませんか？

好奇心脳

目次

第1章

「好奇心」で〝衰えていく脳〟をリブートする

第2章 「好奇心脳」を手に入れる脳科学的に正しい方法

好奇心のタネを見つける方法

好奇心を掻き立てる方法1
初めての場所に出かける

脳をリブートする方法3
使いすぎた脳のキャッシュを削除する

1万人の脳を見た名医が教える

好奇心脳

第1章

「好奇心」で“衰えていく脳”をリブートする

脳は無限の可能性を秘めている

脳は私たちの全能力を生み出している

本書を手にとってくださったあなたは今、自分の「脳」に不安を感じ始めている状態かもしれません。そんな方々のために、「脳とは何か」について説明しましょう。

人には、さまざまな「能力」があります。手足を動かす、見る、聞く、話すなどの運動能力や身体能力、言語能力のほか、計算能力、認知力、記憶力、理解力、思考力、判断力、適応力、創造力、包容力、コミュニケーション能力……などがその代表です。

私たちは生まれた瞬間からさまざまな経験を積み、これらの能力を獲得しながら成長していきます。そして、社会人として生きていくために必要な新たな能力を身につけつつ、それまで獲得した能力を磨き、駆使し、時に見失いながら、日々の生活を送っています。

人はみな、生まれたときから何でもできる天才であったり、逆に一生、何の能力もないままでいるということは絶対にありません。私たち人間の能力は、日々の経験によって必ず育っていくものなのです。

私たちが生きていくうえで欠かせない「能力」を生み出しているもの――それが「脳」です。

脳には、異なる種類の「神経細胞」が1000億個以上も存在しています。これらの細胞にはそれぞれ独自の働きがあり、同じような働きをする細胞同士が集まって集団を形成しています。集団で活動することによって、複雑な脳の働きを支え、能力を生み出しているのです。

「神経細胞集団」はさらに、同じタイプがまとまって集合体として脳内に配置されています。

プロローグでも少し触れましたが、私はこの集合体が配置されている各エリアに「番地」を振って表現しています。それが**「脳番地」**です。「脳番地」はそれぞれの神経細胞集団が集まる部位（場所）であると同時に、その働き＝機能も表しています。これについては、第3章で改めて解説しましょう。

すべての人間が「個性的な脳」を持っている

脳の神経細胞からは「神経線維」という回路が伸びています。これは、神経細胞が発する情報を、他の神経細胞に伝達するためのケーブルのようなものです。

神経細胞が活発に働くと、神経線維はだんだんと太くなって、ネットワークができていきます。私はこれを**「脳の枝ぶり」**と呼んでいます。というのも、私がＭＲＩを使って開発した「枝ぶり脳画像」でその様子を観察すると、まるで樹木の枝が伸びているように見えるからです。

この枝ぶりの数や太さ、成長の度合いは人によって異なります（脳番地的にいえば、人によって成長している脳番地と成長していない脳番地があります）。そのため、一人ひとりの顔が違うように、一人ひとりの脳の形も異なります（同一人物であっても、その時々で変化します）。

親子であっても、きょうだいであっても、みなそれぞれに異なる個性の脳を持っています。**あなたという人間が世界にたった一人しかいないのと同様に、脳にもひとつたりとも同じものはない**のです。

脳は死ぬまで成長する

人間の脳には個性がありますが、それは生まれながらのものではありません。

脳の成長は、遺伝子によって、胎児から2歳頃までは、ある程度は成長の順番が規定されています。しかし、脳は人生経験を積み重ねるうちに、**生まれ持った「神経細胞」の遺伝子を超えて成長**していきます。

脳は20代から40代にかけての時期に、非常に個性的になっていくことがわかっています。一般的に、脳が「成長したい」という、その勢いがもっとも強くなるのがこの年代なのです。

脳には「希望」があります。それは、人間の脳が生まれてきたときは未完成、成人しても未完成、一生涯を通して未完成のままだからです。

脳は経験によって形を変えながら、死ぬまで成長する器官なのです。

脳の新常識

成人しても未完成。
死ぬまで成長するのが「脳」

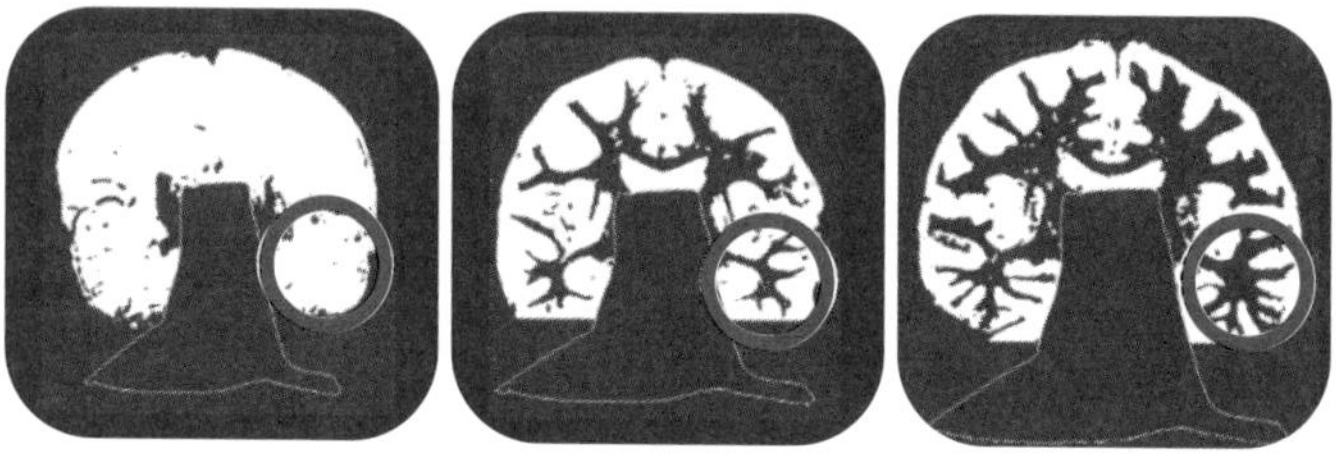

乳児の脳　　幼児の脳　　成人の脳

このことは、上のＭＲＩ脳画像を見るとよく理解することができます。

生まれたばかりの赤ちゃんの脳の中には、「枝ぶり」が全然育っていません（脳画像左）。だからツルツルで真っ白です。それが、2歳くらいの幼児になると黒い筋（枝ぶり）が出てきます（同中央）。少しずつネットワークができていくわけです。そして、成人の脳には、太い「枝ぶり」がしっかりとできています（同右）。

ただし、成人になればすべての脳で同じように、しっかりとした「脳の枝ぶり」が育つわけではありません。何の経験もせず、何の刺激も与えられなければ、「枝ぶり」が伸びることはありません。

脳は筋肉と同じで、使うことで鍛えられ、発達していきます。脳を使っていくことによって、どんどん「枝ぶり」を伸ばし、成長させていくことができるのです。

つまり、**日々の生活の中でしっかり働いている脳は、40歳を過ぎてもまだまだ成長できる**ということ。その反面、使わないでいれば若くても退化してしまう危険性がある、ということでもあります。

「潜在能力細胞」というお宝を使うべし

脳の成長のカギを握るのは、胎児のときに獲得した「神経細胞」です。そして、私たちの脳の中には、生まれたときから同じ状態で、使われずに眠ったままの神経細胞が山ほど残されています。

これから成長する可能性のある〝お宝〟ともいえるもので、私はこれを**「潜在能力細胞」**と呼んでいます。

「潜在能力細胞」は１００歳を過ぎてもなお脳内に存在します。胎児のときに母親から受け継いだ細胞が、その間ずっと目覚める時を待ち続けているのです。そして、恐ろしいことに、新しい刺激や経験がなければ、これらの細胞は目覚めないまま放置され、葬《ほうむ》られてしまうのです（もうお気づきかもしれませんが、**これらの細胞を目覚めさせる大きな刺激や経験を与えてくれるものが「好奇心」**なのです）。

潜在能力細胞は、まさに私たちにとって宝の山です。40・50代になったら、資産の財テクだけでなく、脳の中に眠っている〝お宝〟を発掘し、それを活用することが必要だということですね。

45歳を過ぎて、ますます魅力的な人や、ビジネスで成功している人は、そのお宝をしっかりと運用し、増やし続けている人たちなのです。

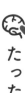

たった1カ月でも脳は変わる

人間の脳は鍛えることで成長していきます。

たとえば一定期間「筋トレ」を行えば、その分の筋肉がついていきます。と同時に、運動に関係する脳の部位（これを「運動系脳番地」といいます）が刺激され、鍛えられて育っていきます。

しかもそのスピードは、皆さんが想像する以上にハイ・スピード。脳を刺激して鍛えることを意識した生活を1～2カ月続けることで、脳の状態はぐんぐんと良くなります。それぐらいのスパンで脳は柔軟に変われる器官なのです。

45歳は分岐点。「老化する」か「もっと輝く」か、どちらになる？

40代後半から急増する「脳の老化物質」

脳は新しい刺激や経験によって形を変えつつ、死ぬまで成長する器官です。ところが、45歳を過ぎた頃から、多くの人が「もの忘れ」や「集中力の低下」を意識するようになってきます。

40代後半になると、私たちの体の中で、さまざまな変化が起こります。

20・30代であれば、内臓も元気で消化吸収・代謝機能が高く、多少の暴飲暴食をしても、体に何かトラブルが出てくることはほとんどありません。ところが40代後半になってくると、ちょっとした不摂生や過労によって、体の不調、老化のサインが出てきます。

神経系の器官である脳も、例外ではありません。**40代後半の多くの人が経験するもの忘れも、「脳の老化のサイン」**のひとつです。

脳の老化はなぜ起こるのか。

それは、40代後半になると、それまで脳の中にはほとんどなかった、アミロイドβ《ベータ》など認知症の誘因となる**「老化物質」**が増えてくるからです。また、健康で元気な人であっても、神経細胞が老化を始め、脳の中心部にあって記憶を司る**「海馬《かいば》」に萎縮《いしゅく》**が見られることもわかっています。

こうした脳内の微妙な変化が脳の成長を阻み、機能を低下させてしまう要因となるのです。

40・50代は思考力・理解力の個性が輝く黄金世代

一方、脳には一般的に、50代を過ぎてから成長のピークを迎える部分もあります。それが、脳の前方にある「超前頭野」と呼ばれる部分で、「実行力」や「判断力」を司っています。

この「超前頭野」と、30代でピークを迎え、記憶や理解に関係する「超側頭野」、さらに、

脳の新常識

中高年こそ
思考力・理理解力の個性が輝く

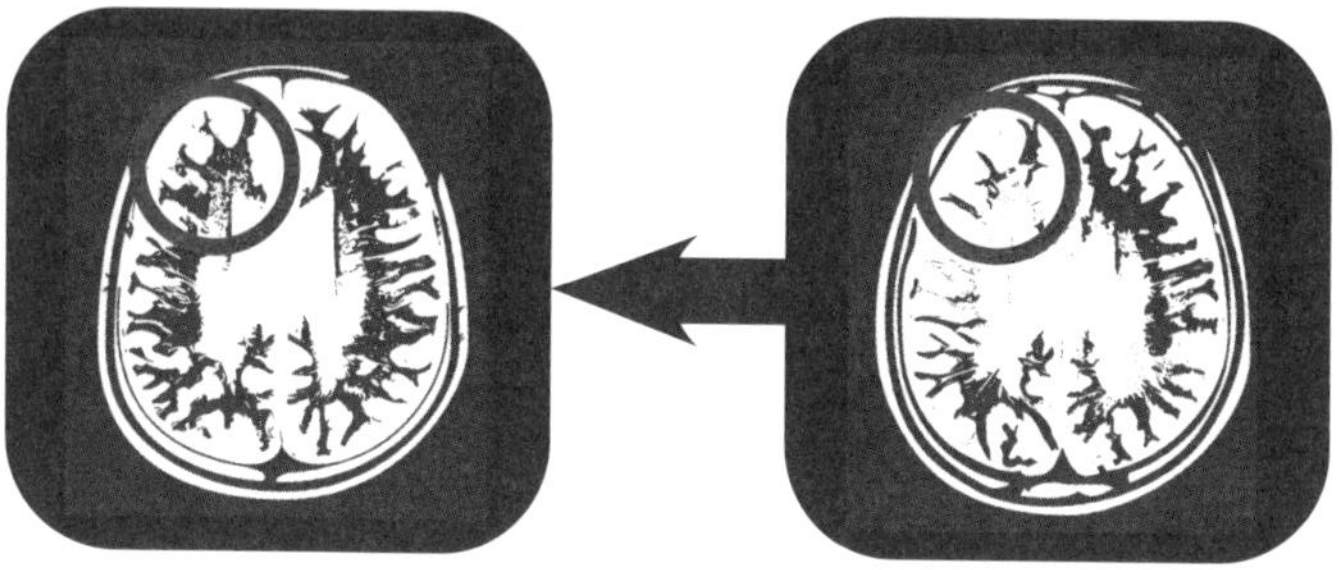

52歳時の脳　　49歳時の脳

40代でピークを迎え、五感で得た情報をもとに分析や理解をする「超頭頂野」の3つを合わせた部分を、私は**「超脳野（スーパーブレインエリア）」**と名付けています。

「超脳野」は人間特有のもので、脳の中でも特に複雑な情報処理をしている超エリート脳細胞集団といえます。「天才」と呼ばれる人々の生み出すひらめきは、この3つの超脳野の機能が関係していると考えられています。

中でも「超前頭野」は、80歳以上の高齢者でも、元気な人にはあまり萎縮が見られないだけでなく、100歳を過ぎても成長を続けることがわかっています。また、超前頭野が活発に働く人は、ストレスに強い耐性があることが確認されています。

「超前頭野」が発達すると、本来の実行力や判断力が高まるだけでなく、人生の経験をもとに深く理解して考える力や、人と接することで培《つちか》ってきたコミュニケーション力を生かすことができるようになります。

ということは、**社会の中で多くの経験を積み重ねてきた40・50代は本来、「超頭頂野」や「超前頭野」が活発に働くことによって、難しい話や込み入った事情を理解し、適切な判断ができる**ということ。この世代こそ、さまざまな経験や知識に裏打ちされた「思考力」や「理解力」を備えた個性が、もっとも輝く〝黄金世代〟なのです。

「いつまでも輝く人」になれるかは「脳の成長力」次第

脳科学的観点からいうと、**40・50代の脳は、「加齢による老化の傾向が見られる反面、個性を発揮できる可能性を秘めた脳」**ということができます。

ところが、現実問題として、45歳前後から「一気に老化してしまう人」と、仕事でもプライベートでも「ますます元気に輝く人」とに、大きく分かれていく傾向があります。

45〜55歳で脳の成長力は大きく差がつく

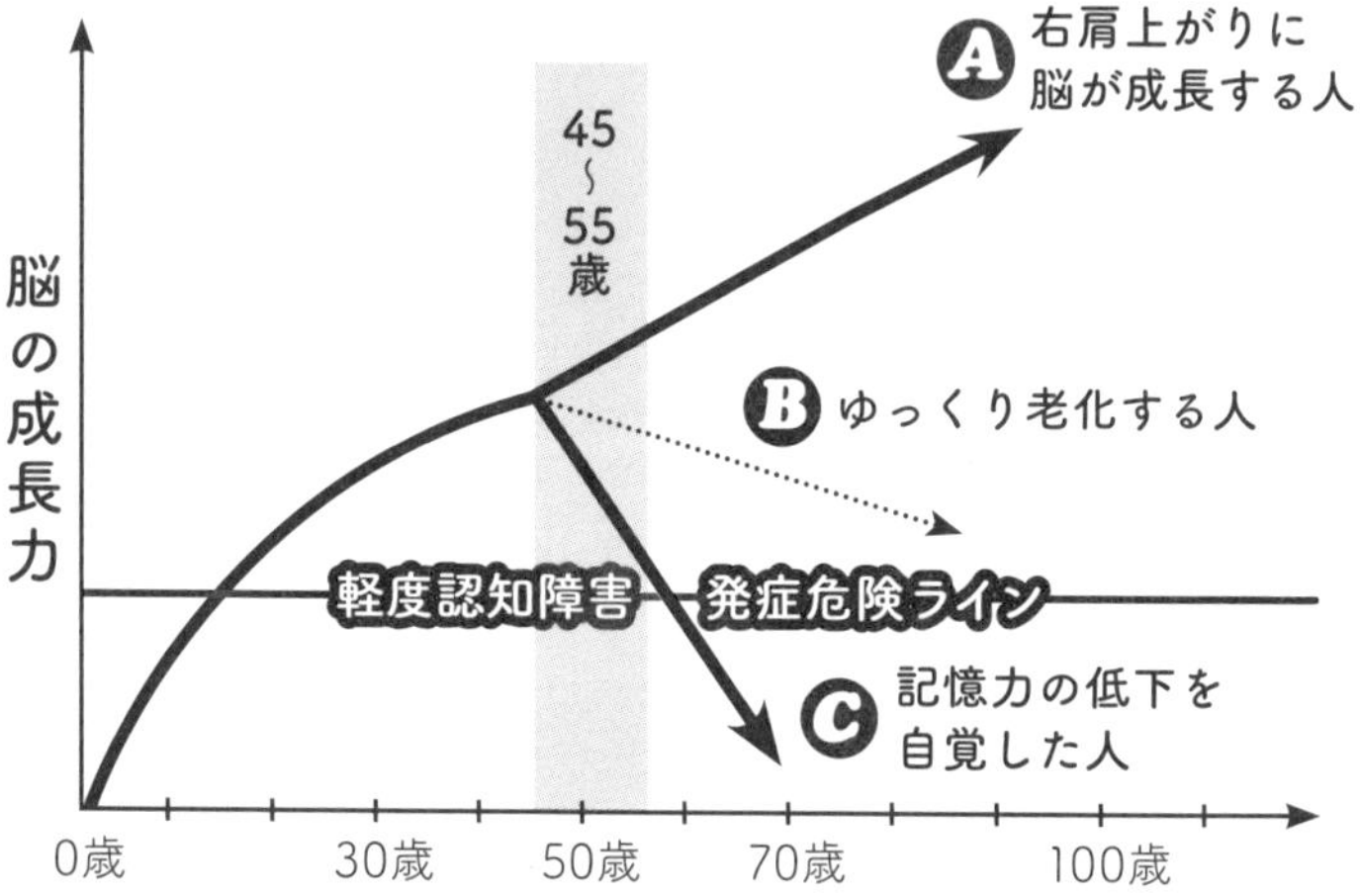

プロローグでも紹介したように、私のクリニックに相談に来られる方も、まさにこの年代が中心です。これはつまり、脳の可能性を生かせる人と生かせない人がいるということです。

上の図を見てください。**45〜55歳の間に、人間の脳の成長力が大きく分かれてい**くことを示したグラフです。

Ⓐのラインは、脳を働かせ続けることで、50歳を超えても脳が成長し続けているケースです。年齢を重ねるにつれてますます輝きを増しながら、生涯「認知症」とは無縁の、まさに理想的な姿です。

Ⓑのラインは、ごく一般的なケースで、加齢とともに緩やかに脳が衰えていきます。
Ⓒのラインは、記憶力の低下を自覚しつつも、何も対策を取らなかった結果、急激に脳の成長力が低下したケースで、若くして（70歳を前にして）認知症になるリスクが大きいことがわかっています。

今、本書を手にしてくれた皆さんは、おそらくⒷのラインにいることを自覚し始めている方々ではないでしょうか。

続いて、次ページの図を見てください。脳の成長力と老化度の関係を示したグラフです。脳の成長力と老化度は、真ん中のグラフにあるように、だいたい50歳ごろに交差する（これを**「交差年齢」**といいます）のが普通です。

ところが、普通の人に比べて、若くして脳の成長が衰える人は老化スピードが速く（「交差年齢」がより早く訪れる）、早期に認知症になりやすいといえます（下のグラフ）。逆に100歳まで脳が成長する人は老化スピードが遅く（「交差年齢」が高い）、認知症になりにくい（上

脳の成長力と老化度の違い

脳を成長させている人

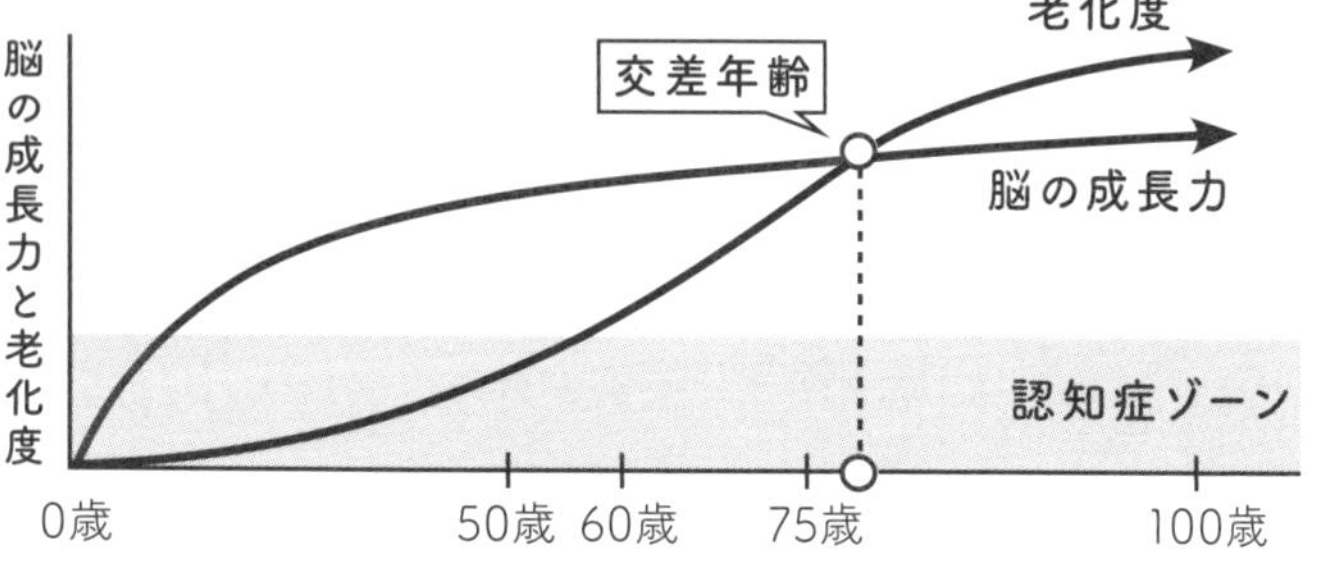

普通の人

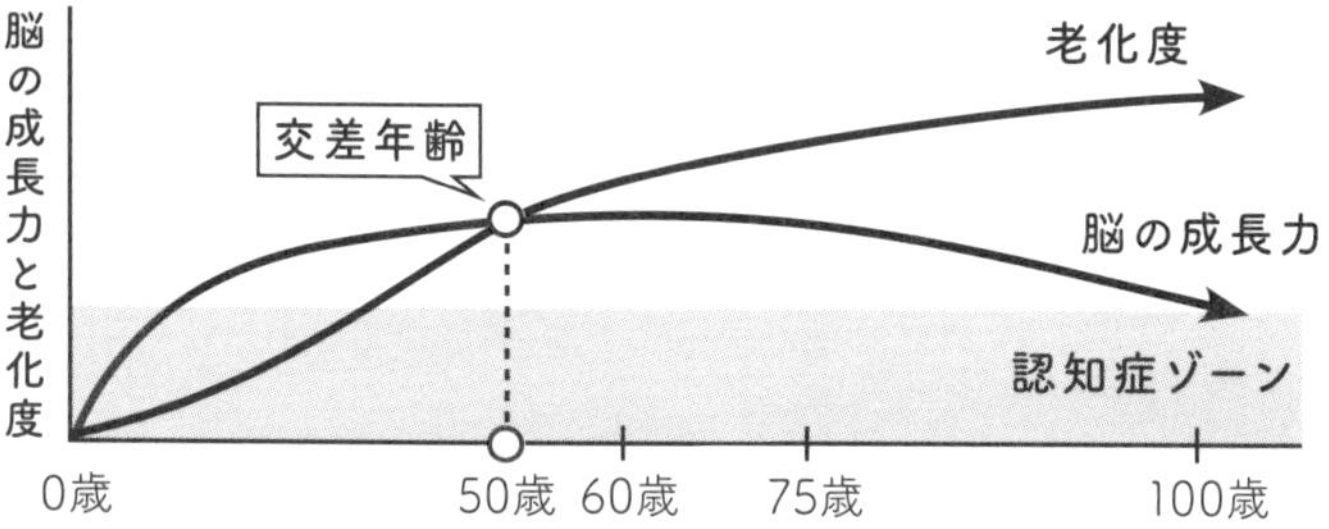

認知症になる人

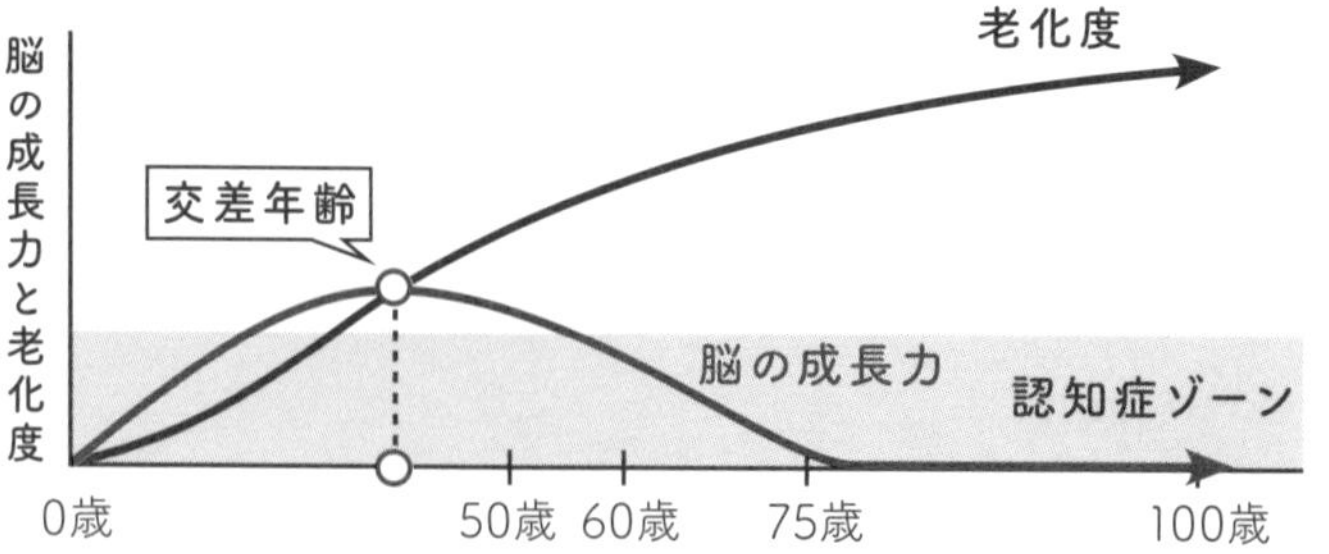

出典:『定年後が楽しくなる脳習慣』(潮新書)より

のグラフ）ことがわかります。

年齢を重ねるにつれて、「どんどん老化が進んでしまう人」と、「ますます元気に輝く人」の違いは「脳の成長力」にあります。そして、人生の後半、希望に満ちて充実した日々を送れるか、どんどん老化していくか――。45～55歳が分かれ目なのです。

とはいえ、いくつになっても、「もう遅い」はありません。何歳になろうと、自分自身で脳を刺激して、脳を成長させることができれば、若さや元気を保ちながら、認知症とは無縁の輝かしい未来が待っている、ということです。

45歳の分岐点に関与する「左脳感情」の目覚め

プロローグでも説明したように、45歳という分岐点には、それまで抑圧されてきた**「左脳（自己）感情」**の目覚めが大きく関与していると考えられます（10ページ参照）。

45歳を過ぎて「ますます元気に輝く人」とは、「左脳感情から生まれる『好奇心』を大切に育て、次々と新しい刺激や経験を求めた結果、脳が成長を続ける人」であり、「一気に老化してしまう人」とは、「右脳（他人）感情に付帯し続けた結果、左脳感情が未発達なまま『好奇心』を失い、脳は成長を止めて徐々に衰え、人生を終えようとしている人」なのです。

皆さんにはぜひ、前者を選択していただきたいと心から願っています。

「記憶力低下の自覚」が認知症リスクを高める

ところで、「もの忘れ」や「記憶力の低下」の自覚というのは、医学的にいうとひとつの症状です。

そして驚くべきことに、記憶力の低下を自覚したグループ（2014年に考案された自覚的認知機能低下〈SCD〉群）と、まったく自覚のないグループとを比べると、自覚したグループのほうが認知症のリスクが高いことがわかっています（＊1）。

「記憶力低下の自覚」の症状は、だいたい45歳くらいから起こりますが、問題は「歳だからしようがない」と放置してしまうこと。放置すると、脳の認知機能が徐々に落ちていきます（48ページの図のCライン）。そして、ある一定のレベルまで認知機能が低下すると誰もが「認知症」になります。人間である限り、ならない脳はありません。

そのため、今の国際的な見地としては、「できるだけ長く脳を成長させ続け、高い認知機能を維持することが、認知症予防のために重要」とされています。

大切なのは、今の自分（左脳感情）を正しく理解し、そこから生じる「好奇心」に従って、脳を刺激し成長させることです。

＊1：Jessen F, Amariglio RE, Buckley RF, van der Flier WM, Han Y, Molinuevo JL, Rabin L, Rentz DM, Rodriguez-Gomez O, Saykin AJ, Sikkes SAM, Smart CM, Wolfsgruber S, Wagner M. The characterisation of subjective cognitive decline. Lancet Neurol. 2020 Mar;19(3):271-278. doi: 10.1016/S1474-4422(19)30368-0.

「もの忘れ」には3種類ある

「もの忘れ」や「記憶力の低下」の原因には、次の3つが考えられます。

①睡眠障害、ADHD（注意欠陥多動性障害）などによる病的な記憶力の低下

②仕事や家事など、1日にこなす業務量が自分の「処理能力」を超えている

③会社や社会に合わせていている（右脳感情）だけで、自分（左脳感情）の意思でやっていない。慣れに任せてしまっている

大人の発達障害の中でも、特にADHDの素因がある人は、忙しくなるとどんどん忘れ物が多くなります。時には、本人が若年性認知症を発症したと勘違いすることもあります。

最近でこそ話題に取り上げられることも増えてきましたが、大人のADHDの約98％が未治療であるという報告もあります。

また、睡眠障害も言語能力や記憶力の低下を引き起こします。中高年の女性に認められやすいレム睡眠期（131ページ参照）の睡眠時無呼吸症は、その無呼吸の重症度と記憶障害が相関して悪化すると報告されています（＊2）。これが「**病的な記憶力の低下**」です。

②の「処理能力」に関しては、人によってキャパシティが大きく異なります。ワーキングメモリ（作業記憶）が大きく、作業効率が高い人は、すでに経験していてわかりきっている仕事を、テキパキと仕上げていくことができます。

しかし、一つひとつの作業効率が低い人は、同時処理が苦手なために、仕事の分量が増える

と、すくった水が手からこぼれ落ちるように忘れる量も増えていってしまいます。

「もの忘れが多くなった」と感じたとき、実は忘れてしまう対象は、自分に興味のないことや、いつもの習慣で、脳を働かせることなくこなしていることがほとんどです。逆に、少しでも興味のあることに対しては、細かい点まで覚えていることに気づいたことはないでしょうか（私はこれを**「感情の記憶」**と呼んでいます）。

それが、③のもの忘れです。

周りの空気を読む「右脳感情」に付帯して人生を送る中で、自分を表現する「左脳感情」が抑圧されてきた結果起こっている「もの忘れ」。つまり、「好奇心」がないために忘れてしまっているのです。

＊2：Lui KK, Dave A, Sprecher KE, Chappel-Farley MG, Riedner BA, Heston MB, Taylor CE, Carlsson CM, Okonkwo OC, Asthana S, Johnson SC, Bendlin BB, Mander BA, Benca RM. Older adults at greater risk for Alzheimer's disease show stronger associations between sleep apnea severity in REM sleep and verbal memory. Alzheimers Res Ther. 2024 May 9;16(1):102. doi: 10.1186/s13195-024-01446-3.

「記憶力が落ちてきたな」と思ったらまず、それが病的なものであるかどうかを考えましょう。

きちんと診断を受けて、病気でなければ、やることが多すぎる可能性を考えてみましょう。

あるいは、右脳感情に付帯しすぎて、自分自身を見失い、「好奇心」をなくしているのかもしれません。

なお、私のクリニックに相談に来られる方たちから話を聞いていると、40歳を過ぎた頃から、「急にもの忘れが増えた」「急に頭が働かなくなった」と訴える方が多いのですが、**脳の状態が急に落ちるということは、医学的にはまずありません。**

もっと以前から少しずつ脳の働きが低下していたのを自覚していなかったというのが真相で、ある日何かのきっかけで、その事実に急に気づいた、ということです。

「好奇心」を開放する女、「好奇心」をなくす男

中高年から圧倒的に元気で輝く女性たち

45歳を過ぎてもなお脳を成長させ続けるために、新しい刺激や経験を与えてくれるもの――それが「好奇心」です。

ここでは、左脳感情によって生まれる「好奇心」とは何かを、より理解していただくために、中高年の男女の行動について考えてみましょう。

私はクリニックで患者さんの治療をするだけでなく、年に何回となく講演を行っています。

そこへ話を聞きに来てくださる方たちを見ていて、ずっと気になっていることがありました。

それは、**年齢を重ねれば重ねるほど、男性に比べて女性のほうが圧倒的に元気**なことです。

講演が終わった後も、積極的に話しかけてくれるのは女性の方ばかりです。

新しく始めた習い事の話、友だちと出かけた旅行の思い出、推し活中のタレントの魅力などなど、多くの女性が積極的に人生を楽しんでいる様子がとてもよくわかります。講演の場で初めて出会って、そのままお茶に誘い合う姿もよく見かけます。

その一方で男性は、せっかく講演に参加しても、ただ話を聞くだけで、終わると同時に、たった一人で会場を後にしていく方がほとんどです。

また、私の自宅近くに人気のカフェがあるのですが、休日のランチタイムともなると、混雑したカフェの中に見えるのは、中高年の女性たち数人のグループばかり。笑顔いっぱいでおしゃべりの花を咲かせています。

男性の姿を探してみると、ご夫婦と思《おぼ》しき男女が1～2組程度。男性は皆下を向いて、少し居心地が悪そうです。

中高年の男女で異なる「好奇心」の行方

40代も後半になると、男性も女性も、若いときに比べて少なからず志向や行動に変化が生じます。しかしその方向は、一般的にまったく逆といっていいものです。

改めて、中高年の男女の志向・行動傾向の違いを比較してみましょう。

一般的な中高年男性の傾向

・仕事の実績に基づいた自尊心を強く持つ⬇ほかのことには手を出しにくい
・話題が狭く深い（時事ネタ、スポーツ、仕事に関連するもの）
・仕事関係以外の人との交流が少ない
・おしゃべりは得意ではない
・専門性がある。柔軟性はない⬇頑固、融通がきかない

一般的な中高年女性の傾向

- 自尊心よりも好奇心が強い⬇新しいことに手を出しやすい
- 話題に事欠かない（芸能ネタからご近所の噂話まで）
- ご近所、職場の仲間、ママ友など交流範囲が広い
- おしゃべりが好き
- 専門化しにくい。多様性はある⬇何事にも対応できる

男女の志向・行動傾向を比較してみると、年齢を重ねるにつれて「ますます外に向けて元気になる女性」と、「徐々に内向きにしぼんでいく（ように見える）男性」という姿が浮き彫りになってきます（もちろん例外もたくさんあります）。

なぜ、このような違いが顕著になっていくのでしょうか。

男性の場合は、プロローグでも説明したように、仕事一筋で、長年にわたって会社に身も心

もすべて捧げ、会社という狭い世界での出世争いに精いっぱい生きてきた人が多い。つまり、「右脳（他人）感情」に付帯して、「左脳（自己）感情」を抑えつけてきた人が多いのでしょう。

その結果、自分の「好奇心」の芽を摘《つ》み取り、ついには、そのタネを見つけることすらあきらめて、完全に失ってしまうのです。加えて、自身の経歴や経験に固執するあまり、年齢を重ねるにつれて、自分のスタイル、自分の世界にどんどん閉じこもりがちになって、話題は限定的で人間関係も希薄になってしまう……そんな中高年男性の様子が見えてきます。

一方の女性は、結婚などによるライフスタイルの変化や、仕事や家事に加えて、子育てや親の介護など、ステージが変わるとともに、ご近所付き合い、職場の仲間、ママ友、舅《しゅうと》や姑《しゅうとめ》、嫁や孫まで、多様な人間関係の中で、その場その場の状況に適応しながら生きてきたのでしょう。

その結果、家族のこと、生活のことで精いっぱいで、知らず知らずのうちに、「好奇心」の扉を閉ざして、あるいは好奇心があることにすら気づかないまま中高年を迎えます。

それが、中高年になって時間と生活に余裕ができるとともに、冬眠から一気に目覚めて、自分自身が「やりたいこと」を「やりたいように」やるようになるのです。

中高年の男女の行動の大きな差は、男性が「好奇心」を失ってしまっているのに対し、女性は心の中で閉ざしてきた「好奇心」の扉を開放しただけ、という点にあります。

男性ならプライドが邪魔をして手を出せないようなことでも、左脳感情のまま「私がやってみたい」という気持ちだけで行動に移すことができるのは、女性の特権といってもいいかもしれません。

「好奇心」を失い、内にこもって、新しい刺激や経験を得る機会を手放していく男性の行動傾向が、脳を衰えさせる要因になりうることは容易に想像できると思います。

一方で、「好奇心」旺盛《おうせい》に、さまざまな新しい刺激や経験を求める女性の行動が、脳の成長を促《うなが》すことはいうまでもありません。


改めてお伝えしておきますが、ここで紹介した例はあくまで一般論であって、男女それぞれ、好奇心に特徴があるということにすぎません。世代によって、徐々にこうした性差も薄れてきていると思いますし、個人個人で個性があり、状況が異なることはご理解ください。

女性だから、男性だからというよりも、多くの元気な女性が（自然に）実践している、左脳感情から生まれる「好奇心」に導かれた行動が、脳を刺激し、成長させるということを覚えておいてください。

左脳の海馬発達が遅い男性

実は男性と女性の脳には、器質的・機能的な違いがあります。

「情報を処理する」右脳と、右脳からの情報を元に「言語処理を行う」左脳では、常に情報が行き来をしています。

左右の脳を連結する部分を「脳梁《のうりょう》」といいます。交通事故などで脳梁が破壊されると、左右の脳でうまく情報のやりとりができなくなります。その結果、物事の同時処理が苦手になり、絵画を見ても、それが「何か」は理解できるのに、言葉（名前）が出てこないという説明不足の状況に陥ります。

右脳と左脳の情報交流が活発ということは、それだけ脳の多くの部分が働くということです。逆に、交流が少ないと、脳の特定の部分だけを深く掘り下げることになります。これはまさに、専門化しにくいが多様性がある女性と、専門性が高く柔軟性がないという男性、それぞれの特徴に合致しています。

脳の働きにおいて非常に重要な働きをする脳梁ですが、男性は女性に比べて平均にして約2ミリ薄いことがわかっています。女性は男性よりも左右の脳を活発に交流させることができる、ということはよく知られています。しかし、この脳梁の厚みの差に原因があるという考えは、むしろ極端な見方だと思います。

実際に**脳梁以上に男女差があるのは、右脳と左脳の「海馬」の発達の違い**です。脳の中心部に位置し記憶に関係すると考えられる海馬は、胎児期から回旋しながらくびれをつくり、10歳前後で、正位置になります。

この左右の海馬回旋の発達をＭＲＩ脳画像で調べると、予測される発達の進行よりも海馬回旋に遅れが認められることがあります。私はこれを発見して、**「海馬回旋遅滞」**と名付けました。

そして、片側の海馬のみが回旋遅滞を示していることがあり、その場合、98％の確率で左脳海馬が回旋遅滞していることや、**男女比では、およそ3対1の割合で男性に多く海馬回旋遅滞が見られる**こともわかりました。

これらのことから、発達障害や言語発達遅滞が女性よりも男性に多いことと、海馬回旋遅滞とに関連性があることが考えられます（＊3）。

また、海馬の発達の左右差からも、人間の脳は、先に「右脳」から成長し、後から「左脳」が成長していくと考えられています。

こうした**脳の器質的・機能的違いからも、男性は言語能力が弱く、他人の話を聞かない。頑固で融通がきかない性格傾向になりやすく、女性は言語能力が高く、聞く力が強い傾向が見られる**ことが裏付けられています。

＊3：Kato, T., Ohkoshi, Y., Wada, K., Michiko, M., Yamada,K., Suzuki, Y., “Assessment of clinical characteristics with unilateral hippocampal infolding retardation using MR imaging,” Radiology (suppl.), 268, 523PD, 2003,Radiological Society of North America, 82th Scientific Assembly and Annual Meeting, Chicago, USA.
加藤俊徳「広汎性発達障害における海馬回旋遅滞症」「ＢＲＡＩＮ ＭＥＤＩＣＡＬ」２００４年16号pp.307-317.
加藤俊徳「海馬回旋遅滞症」『Ａｎｎｕａｌ Ｒｅｖｉｅｗ 神経 ２００６』中外医学社pp.340-348.

女性にはおしゃべり好きな人が圧倒的に多く、あらゆる場所で情報交換に勤しむ姿が見られます。このおしゃべりによって、ストレス解消をしている部分も少なくないはずです。

「男の未来と女の過去を聞くな」と言われるワケ

「男の未来と女の過去を聞くな」と言われることがありますが、「男性は過去（の実績）に縛られ、女性は未来（の希望）に目を向けている」ということを意味しています。ここまで紹介してきた中高年の男女の行動傾向を表した言葉に通じるようにも思えます。

短絡的に「男性は好奇心がなく、女性は好奇心旺盛」と言っているわけではありません。男性の中にも、中高年になっても仕事に趣味にと、好奇心いっぱいで元気に日々を送っている人もいますし、女性でも、おしゃべりは苦手という人はたくさんいます。

先に触れたように、人間の脳は一人ひとり個性的で、まったく同じ脳を持っている人はいません。どんな好奇心を持って、どんな経験をして、それがどんな形で脳に現れるかも人それぞれです。

ただし、全員の方にいえるのが、**脳の成長にとって「好奇心」が重要なカギを握っている**ということ。この事実を知って、「中年男女に好奇心を聞くな」と言われないように、ご自身で考えていただきたいのです。

「好奇心」という起爆剤で、衰えていく脳が動き出す

「好奇心の欠如」で脳の枝ぶりが消失する

もの忘れに悩まされることなく、脳を成長させて、毎日を元気にイキイキと暮らすために不可欠なもの。それが、左脳（自己）感情から生まれる「好奇心」です。

好奇心が失われることによって、人間の脳が徐々に衰え老化していくことは、脳科学的にも多くの事実が示されています。

カウンセリングなどで「やりたいことがない」「何にも興味が持てない」と訴える人のＭＲＩ脳画像を見ると、活発な脳エリアが徐々に狭くなり、枝ぶりが失われ、脳の回路が少な

くなっていく様子が如実にわかります。

脳は好奇心で無限の可能性を発揮する

逆もまた真なりで、**好奇心旺盛な人の脳の枝ぶりはいくつになっても成長**していきます。

80歳になったとある経営者のケースを紹介します。この社長さんは、70代でダンスを始めたり囲碁の有段者になったりと、好奇心いっぱいでとても活動的な方でした。

そんなある日、「もうちょっと僕の脳が元気になる方法はないですか？」と訊かれました。

私が「今までやったことがないことで、今やってみたいことはありますか？」と言うと、「僕、ドラムはやったことがないんですけど、子どもの頃にやってみたかったんですよ。ドラムでも脳は鍛えられますか？」とのこと。そこで、「ワクワクする気持ちがあれば、ぜひやってください。ドラムは両手両足を使うので、とても良い運動にもなりますよ」と伝えました。

すると、社長さんは週に1回、ドラムを習い始めて、家でも練習するようになりました。

次のページの図は、この社長さんのドラムを習う前（右：80歳時）と1年間ドラムを習った

脳の新常識

80歳からでも脳は成長する

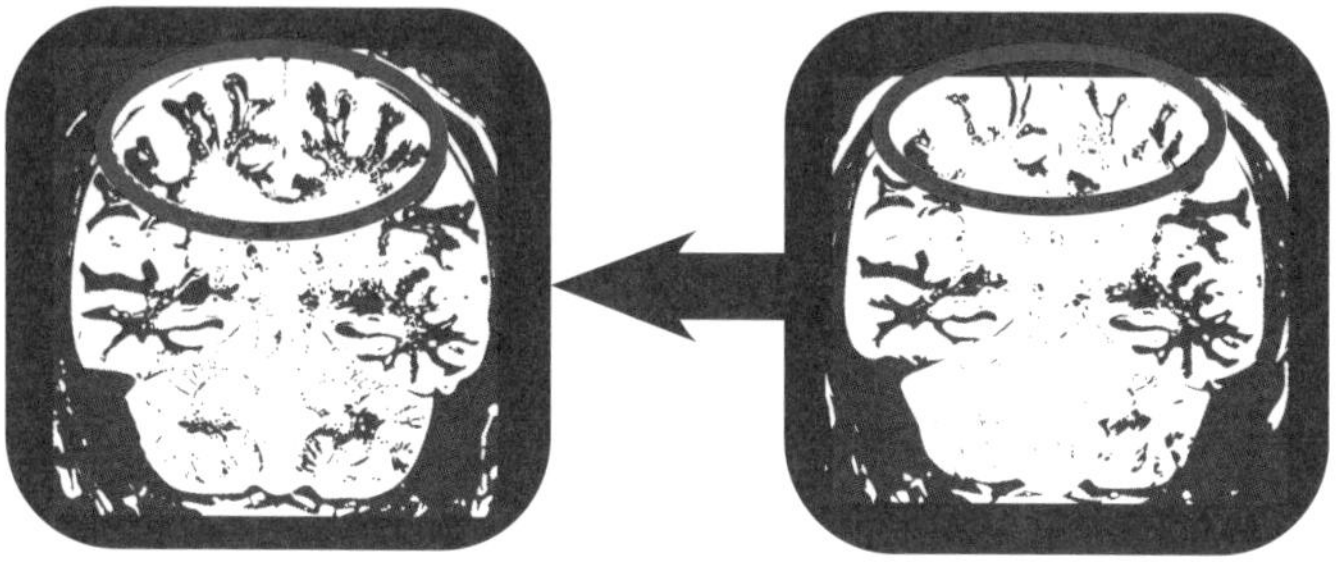

81歳
ドラムを習ったあとの脳

80歳
ドラムを習う前の脳

あと（左：81歳時）のMRI脳画像です。

2つの画像を見るとわかるように、年齢を重ねると脳はある程度縮んできますし、MRI脳画像で見ると白く見える箇所（不活発な脳エリア）も増えてきます。この社長さんのように元気な人でも、こうした特徴が確認できます。

しかし、社長さんの80歳時と1年後の81歳時のMRI脳画像のうち、赤い線で囲んだ部分を比較すると、「脳の枝ぶり」が成長して黒くなっていることがはっきりと確認できます。明らかに、脳が成長したのです。

この社長さんの脳が特殊だったわけではありません。**80歳でも、好奇心を持って行動に移すことで、たった1年で、20・30代と同じレベル**

といっていいくらいに脳は成長します。そして、その可能性は誰の脳にもあるものです。「好奇心」を発動して行動すれば脳は成長する――。これは年齢を重ね、衰え始めた脳でも変わることはありません。「好奇心」は脳をリブートする起爆剤でもあるのです。

目標は、実年齢が90歳になったときに脳年齢をマイナス25歳の65歳に保つことです。今45歳だとすると、90歳になるまであと45年。実年齢が45歳増えても脳は20歳しか歳をとらない。夢のような話ですが、「好奇心」をフル稼働して、老化のスピードに負けない脳の成長力を維持することで、この夢がかなう可能性が見えてきます。

一方、「もう歳だから」とか「これでいい」とか「これが限界」などと考えて、「好奇心」の復活を意識しないでいると、脳は成長を止めてしまい、能力もどんどん低下してしまうのです。

好奇心で海馬が刺激される

「好奇心」は、「明らかな理由がない場合でも、未知のものを探求したいという人間や動物の本質的な欲求」と捉えられ、19世紀後半からすでに科学的研究が行われてきました。その過程で、好奇心は人間や動物の行動に強く影響するものと認識され、人にとって、新奇性と驚きは、好奇心を呼び起こし、「ノルアドレナリン作動性ニューロン」を刺激すると報告されています。ノルアドレナリン作動性ニューロンは脳幹に存在し、最近の研究では、海馬内から「ノルアドレナリン」と「ドーパミン」という神経伝達物質を放出し、それら神経伝達物質の放出が記憶力を高めることが証明されています（＊4）。

さらに、鮮明で長期記憶に分類される**「エピソード記憶」**にも、これらの神経回路が関与していると示唆されています（＊5）。

ドーパミンには、記憶力を高めるほか、やる気を出させる働きもあり、認知機能が活性化することが知られています。また、同じ神経伝達物質で、不安やストレスを軽減する「セロトニン」と共感力を高める「オキシトシン」はともに、**「幸せホルモン」**とも呼ばれ、多幸感をもたらします。

これらの神経伝達物質の分泌が高まることで、やる気や多幸感が増幅され、ワクワクやドキドキが生まれて、さらなる好奇心が芽生えます。好奇心の好循環が実現するのです。

こうして持続的に好奇心を持つことで、通常であれば、ストレスと感じることもストレスと感じない、マイナスのことも見方が変わってプラスに受け止められるなど、人生がどんどん楽しくなっていきます。

しかし、驚きだけで「**ドーパミンニューロン**」（ドーパミンを分泌）が活性化するという直接的な証拠はほとんどなく、セロトニンやドーパミンがどのように「驚き」や「新奇性」に反応するかを明らかにするためには、さらなる脳のしくみの解明が必要となっています。

＊4：Modirshanechi A, Kondrakiewicz K, Gerstner W, Haesler S. Curiosity-driven exploration: foundations in neuroscience and computational modeling. Trends Neurosci. 2023 Dec;46(12):1054-1066. doi: 10.1016/j.tins.2023.10.002.

＊5：Duszkiewicz AJ, McNamara CG, Takeuchi T, Genzel L. Novelty and Dopaminergic Modulation of Memory Persistence: A Tale of Two Systems. Trends Neurosci. 2019 Feb;42(2):102-114. doi: 10.1016/j.tins.2018.10.002.

好奇心は「長期記憶」を呼び覚ます

あなたは、もの忘れが気になって、「**脳トレ**」にチャレンジしたことはありませんか？　そして、しばらくやっても効果を感じられずに、途中で投げ出してしまったことはないでしょうか。

「脳トレ」で効果が感じられず、続かなかった原因。それは、脳の老化のせいとばかりもいえません。「脳トレ」にあなたの好奇心が掻《か》き立てられなかったから、という可能性もあるのです。

「楽しい」「面白い」というワクワクした気持ちがなければ、どんなに優れた「脳トレ」でも続かないのは当たり前。その状態で無理をして続けても、脳には何の効果ももたらされないでしょう（高額の英会話教材が続かないことと同じですね）。

日常生活でも同じです。たとえば、外出時に家族から買い物を頼まれたのに、それをすっかり忘れて帰宅してしまったとします。「ボケたんじゃないの？」と家族に怒られ、自分自身も「歳だからしょうがないよ」などと半笑いで言い訳をする……。

でもこのような状況になった原因も、実は脳の老化などではなく、言われたことや言っている人に対する「好奇心の欠如」かもしれません。好奇心がなければ、脳が忘れるのは必然といってもいいくらいです。

逆に、家族や友人と旅行に行ったとき、景色を見た瞬間に（景色を見る前にガイドブックを見ただけでも）ワクワクして、「中学生のときに修学旅行でここに来たな」「そのとき友だちの○○くんがバスの中で大声で××を歌っていたな」などなど、次々とやけに細かいことまで思い出すこともあるでしょう。

このように、「好奇心」は、一瞬にして長期記憶を呼び起こす力も持っています（これが**「感情の記憶」**です）。

脳が生み出す好奇心には限界がありません。好奇心は本来、次々と生まれ、それがつながり、さらに広がっていくものなのです。

「推し活」がもたらす好奇心の連鎖

今話題の**「推し活」は、最強の好奇心持続効果を発揮する可能性を秘めています。**

どうすれば「推し」が喜んでくれるのかを考えるだけで、次々と新しいアイデアが浮かんできます。それだけではなく、世代を超えた仲間ができ、世界が広がって、ますます好奇心が掻き立てられ、脳が活発に働くようになるでしょう。

推しに会う、聖地に行くなどで、移動距離が増えて、運動不足も解消され、若々しさまで手に入れられるのですから、一石二鳥どころの話ではありません。

逆に、日本にむかしからある「**枯《か》れの美学**」のような思想は、好奇心の芽を摘み取る、もっとも間違った考えです（まさに「脳の自殺行為」です）。

好奇心の対象はひとつでなければならないということはありません。実際に実行に移すかどうかは別にして、その選択肢が増えるという意味でも、好奇心のタネは、たくさんあるに越したことはありません。

中高年になったときに、ワクワクが止まらない好奇心の対象がいくつも目の前に見えていれば、しかもそれがたくさんあればあるほど、「あなたの脳は成長している」ことの証明でもあります。

あなたの行動が「好奇心」に裏打ちされていない理由

真面目に頑張ってきた人こそ陥りやすい脳のワナ

私は子どもの頃、自宅近くの海岸でハゼ釣りに熱中していました。

どうすれば大きなハゼを釣ることができるのか、ハゼの生態から餌の種類に至るまで、さまざまな資料を調べ、自分で竿や鉤《はり》をつくって、トライアンドエラーを繰り返していました。

毎朝目が覚めると、今日はどうやってハゼを釣ろうかとワクワクが止まりません。まさに「好奇心」が最高潮に達した時期でした。

その結果どうなったかというと、次々とアイデアが浮かんでくる、それを実行するために手を動かす足を動かす、苦手な文字も難なく理解できる、一度やった失敗は二度と繰り返さない――。好奇心に満たされることによって、脳がまさにフル回転し始めました。**好奇心こそが脳が働く「エネルギー」であり、「原動力」**だったのです。

あなたにも、好奇心いっぱいで脳がフル回転していた時期があったはずです。それに対して、今のあなたの毎日はどうでしょうか。「好奇心」に裏打ちされた日々を送っていますか。

ぜひ、自分自身の行動を振り返ってみてください。

見方を変えると、**「好奇心の欠如」は、ビジネスパーソンや主婦（夫）として、仕事や家事をめいっぱいこなし、真面目に頑張ってきた人こそが陥りやすい脳のワナ**ということもできます。

長年にわたって、真面目に仕事や家事に従事し、いろいろな経験を重ねると、自分が持っている知識や経験を使えば、ほとんどのことが〝なんとかなる〟ようになってきます。すると、人（脳）はものごとを深く考えることなく、「慣れ」に任せてやりすごすようになります。この「慣れ」こそが、あなたの好奇心を消していく大きな要因なのです。

無意識に動く「脳の自動化」

ひとつの動作を繰り返し続けていると、私たちの脳内には、何も考えなくても自動的にその動作を完結させる回路が形成されます。

外出するときに、ドアのカギを締めたり、エアコンの電源をOFFにしたりしますが、そうした行為は無意識のうちに行われているものがほとんどです。こうした回路が形成されるプロセスを、私は**「脳の自動化」**と呼んでいます。

自動化は習慣的に行っているものなので、あれこれ考えなくても、体が勝手に動きます。そのため、あとで記憶をたどっても確実に実行したのかどうか、まったく覚えていないということがよく起こります（カギを締めたかどうかの記憶はなくても、たいていの場合、カギは締まっています）。

「あの人は苦手」という強い意識を持つことで、自然とその人を無視してしまうといったことが起きるのも、いつも顔を合わせている家族の顔色や態度の変化に気づかなかったりするのも、「脳の自動化」現象のひとつといえます。

私の講演を聴きに来る女性たちからは、「ウチの夫は、私が髪型を変えても気づかない」「自分（夫）のパジャマが新品になっていてもわからない」など、男性がいかに家族や自分（夫）自身に興味がないかという話もよく聞かされます。知らず知らずのうちに、脳が自動化してしまっているのですね。心当たりのある男性は少なくないはずです。

脳の自動化は、「好奇心」とは真逆の働きをするものです。好奇心があれば、家族や家の中のちょっとした変化にも、真っ先に気づくはずですね。

脳には「怠けグセ」がある

なぜ脳は、自動化しようとするのでしょうか。

それは、人間が楽なほうに流れやすい生き物で、脳はより負担のかからない状態を選びたがるからです。つまり、脳には「怠《なま》けグセ」があるのです。

加えて、現代人は子どものときから成長する過程で、脳が自動化するように徹底的に教育されます。計算力や漢字の書き取りなどの能力は、勝手に手が動いてしまうまで脳が自動化された（教育された）成果です。

「この計算はどうしてこうなるのかな？」などといった左脳感情による好奇心は、学校では余計なものとされ、排除されてしまうのです。

「自動化」はいわば、私たちが生きていくうえでの知恵であり、社会生活を営むうえで必要なものですが、それに頼りすぎるようになれば、脳はきっぱりと成長を止めてしまうでしょう。

ただでさえ今のデジタル社会では、スマホ（スマートフォン）やパソコンがあなたの脳に代わって「記憶装置」として働くようになっています。そのため、脳が覚えなければならないことがぐんと減って、脳にはすっかり怠けるクセがついてしまっています。何かを調べたいとか、知りたいといった「好奇心」が生まれたとしても、手元のスマホがあっという間に答えのひとつを教えてくれるので、芽生えた好奇心も一瞬にしてしぼんでしまうのです。

湧き上がる「好奇心」は脳が成長するチャンス

好奇心の芽生えと脳の成長を妨げるいちばんの敵は「慣れ」です（**「マンネリ化」**といって

もいいかもしれません)。

「慣れ」に任せた日々を送っていると、新奇性も驚きもなく、自動化された脳が勝手に動くだけになってしまいます。そのため、「好奇心」が芽生えることもなく、脳に新たな刺激を与えることもできません。すると当然のことながら、使っていない脳エリア=脳の枝ぶりを伸ばすことができず、結果として脳は成長することができません。

まずは、毎日の生活の中から「慣れ」を排除していきましょう。「いつも同じことをしているなあ」と感じることがあれば(思い当たる方は少なくないはずです)、少し違った方法でやってみる、今まで経験したことのない新しいことに挑戦してみる——。これが「脱・自動化」。その結果が新たな「好奇心」の芽生え、脳の成長につながっていくのです。

現代脳科学が私たちに教えてくれることは、「人間は、脳が一生成長するような生き方ができる」ということであり、その極意は、湧き上がる「好奇心」に従って、さまざまなことを見たり聞いたり、経験したりすること。「好奇心」を「チャンス」と捉えて逃さずにチャレンジする、ということなのです。

好奇心は自分でタネを見つけ育てるもの

「好奇心」は、誰かがプレゼントしてくれたり、届けてくれるものではありません。また、他人に強要されるものでもありません。

「好奇心のタネ」は、自分自身で見つけ、育てなければ意味がないのです。

好奇心を持って日々を送ることは、脳を成長させて（「脳の枝ぶり」を伸ばして）、もの忘れや認知症予防になるだけでなく、全身の老化防止にもつながりますから、こんなに〝いいこと〟はありません。りっぱな枝ぶりの先には、きれいな花が咲くということですね。

人生100年時代。45歳を過ぎてこそ、「人生まだまだこれから」と自分で自分に言い聞かせ、〝自分の脳を成長させる〟という意識を持って、好奇心旺盛に常に新しいチャレンジをする――。こうした日々を送ることによって、48ページの図の**A**のラインのような、右肩上がりに成長する脳を手に入れることは十分可能です。

そうなれば、皆さんの未来は本当に明るいですよ。

「好奇心」が開く輝かしい未来への扉

好奇心に満ち溢《あふ》れた日々は、あなたの人生を変える可能性をも秘めています。次々と新しい刺激・経験をすることによって、世界が、それまでとは違って見えるかもしれません。

好奇心があれば、何か失敗をしたとしても、「次はこうすればいいんじゃない？」「こうすればもっと良くなるかも」と考えることができます。ネガティブなものをポジティブなものに変換できるということです。

好奇心が増すとエネルギーが湧いて、競争心や発展性が生まれます。仕事や社会生活においては、能力を維持したり高めたりすることにもつながります。

アナログ社会からデジタル社会に変わり、さらにＡＩがあらゆる分野で勢力を伸ばしたとしても、「どんな新しいことが出てくるんだろう」と、ワクワク・ドキドキする気持ちを持てれば、余裕をもって対処できるはずです。

ワクワク・ドキドキするだけで、脳が成長して記憶力が高まり、仕事や学習のパフォーマンスも上がります。コミュニケーションが楽しくなって職場の人間関係も、家族関係も一気に良くなる。そして、人生が好転する——。

こんな素晴らしいことはないのではないでしょうか。

*

「好奇心」は衰えていく脳をリブートしてくれる唯一無二のものといっても過言ではありません。そして、私は、「好奇心」をエネルギーに成長を続ける脳を**「好奇心脳」**と呼んでいます。

あなたもぜひ、「好奇心脳」で、輝かしい未来を自分のものにしてください。

「そんなことを言われても、『やりたいこと』なんてないし、『好奇心』の復活と言われても、どうすれば甦るのかもわからない!」そう思った人も、少なくないのではないでしょうか。

私のクリニックでは実際に、そうした相談を受けることも少なくありません。

第2章からはいよいよ、左脳(自己)感情=あなた自身の心に従って、好奇心のタネを見つけ、「好奇心脳」を手に入れる方法を紹介していきましょう。

第2章

「好奇心脳」を手に入れる脳科学的に正しい方法

今、何もしなければ、脳は衰えていくだけ!?

現代の中高年が抱える問題とは?

プロローグの冒頭で、多くの中高年が不安や悩みを抱えている現状をお伝えしました。「失われた好奇心」を取り戻すための具体的な方法を解説する前に、今、中高年が抱えている問題について検証してみましょう。

次は、私が考える、現代の中高年が抱える問題点です。改めて、いかに今の中高年たちの「好奇心」をしぼませ、脳の成長を阻む要因が蔓延《まんえん》しているか――。その状況に驚かれるのではないでしょうか。

［中高年が抱える問題点］

①脳疲労（ストレス）
②運動不足
③睡眠不足
④栄養不足
⑤酸素不足
⑥生活習慣病（持病）
⑦ご近所付き合い不足（コミュニケーション不足）
⑧自己肯定感の欠如
⑨組織生活
⑩リモートワーク
⑪ネット社会（雑多な情報）

ひとつずつ、簡単に現状を説明していきましょう。

①脳疲労⬇原因のひとつにストレスあり

1日の終わりに、「今日は疲れたなー」と、強い疲労感を覚えることはありませんか。実は、その疲労感は、必ずしも体が疲れているわけではありません。

私たちが**疲労を感じるときはむしろ、「脳が疲弊している」サイン**と考えられます。

仕事や家事、学習などにおいて、同じパターンを繰り返すことで疲労感は増していきます。この「同じパターン」というのが曲者です。「また同じか」と思うことで脳はどんどん賢くなって、**「脳の自動化」**が始まります。と同時に、脳の創造性は低下します。

つまり、意識をして少しずつでも新しいこと（刺激や経験）を取り入れていかないと、疲れるだけでなく、能力も落ちていってしまうのです。そのカギを握るのが左脳感情から生まれる「好奇心」であることは、もうご理解いただいていると思います。

脳疲労の原因のひとつに、精神的なストレスがあります。そして疲労感やストレスには、強い人と弱い人がいます。

疲労やストレスへの「耐性」は、ある程度年齢的な経験値もありますが、それ以上に個人差が非常に大きいといえます。「この程度の仕事や作業量は大丈夫だろう」とか、「このくらいは許容範囲のはず」などと、他人が判断するのは難しいのです。

同様に、疲れやストレスからの「回復力」にも個人差があります。回復力もまた能力なのです。

今は疲労感やストレスを感じていなくても（あるいは感じていないと思っていても）、油断はできません。たとえば、幸運なことに、すごくいい仕事や夢中になれることに必死になって頑張っているとします。周囲からも充実感でいっぱいのように見えます。

ところが、本人の中では、知らず知らずのうちに疲れやストレスが溜まっていき、その状態が3～4カ月続いたあとに突然、大きな疲労感や心身の不調となってどっと現れてくる場合があります。

「頑張らなきゃ」と思ったら、すでに脳疲労は始まっていると考えていいかもしれません。人によっては、疲労感やストレスが、うつ状態につながることもありますので、注意が必要です。

②運動不足⬇認知症のリスクも高める

中高年が抱える問題点の中でも、脳の機能低下に大きく影響を及ぼすのが「運動不足」です。体を動かすことは、脳の活性化につながります。脳が働かないと体を動かすことはできません。また、体を動かすと自主性が鍛えられます。体というのは、本人の意思がないと動かないものだからです。

「運動不足」は特に、メンタルに大きな影響を与えます。1日の終わりに「疲れ」を感じたとき、実は、そんな日に限ってほとんど歩いていなかった、ということがよくあります。体を動かさないことで、かえって「疲れ」を感じてしまうのです。

この後で説明する**「睡眠不足」や「栄養不足」に「運動不足」が重なると、ダメージはさらに大きくなります**。逆に、体を動かす仕事をしている人は、たとえ睡眠不足や栄養不足であったとしても、メンタルの変調は比較的少ない傾向があります。

運動とまでいかなくても、日常生活でこまめに体を動かすことは、肥満の予防になるだけでなく、メンタルケアの要《かなめ》です。

長時間のデスクワークは、脳全体の働きを衰えさせ、メンタル的にもパフォーマンス的にも、マイナスの連鎖を引き起こす危険性があります。

私たちが運動するときには、実は目を使って体を動かしています。また、体を動かすためには、周囲のものや出来事を理解しないといけません（理解力が必要です）。ところが、デスクワークで座ったまま書類やパソコン画面を見ていると、体を動かさないだけではなく、眼球もあまり動かない、周りの状況を理解する必要もない、という状態が長く続くことになります。

実際に、20・30代のときは外に出て仕事をしたり、こまめに体を動かしたりしていた人が、中高年になってデスクワークが中心となり、座ってばかりいるようになると、将来の認知症のリスクが上がります。

「運動不足がアルツハイマー型認知症の発症リスクを高める」ことは、研究でも証明されています（＊6）。また、運動不足や食べすぎなどで肥満になると前頭葉の働きや作業記憶が低下することも報告されています（＊7）。

＊6：Alty J, Farrow M, Lawler K. Exercise and dementia prevention. Pract Neurol. 2020 May;20(3):234-240. doi: 10.1136/practneurol-2019-002335.

＊7：Yang Y, Shields GS, Wu Q, Liu Y, Chen H, Guo C. The association between obesity and lower working memory is mediated by inflammation: Findings from a nationally representative dataset of U.S. adults. Brain Behav Immun. 2020 Feb;84:173-179. doi: 10.1016/j.bbi.2019.11.022. Gabay A, London S, Yates KF, Convit A. Does obesity-associated insulin resistance affect brain structure and function of adolescents differentially by sex? Psychiatry Res Neuroimaging. 2022 Jan;319:111417. doi: 10.1016/j.pscychresns.2021.111417.

③睡眠不足⬇1日8時間睡眠が国際基準

「睡眠不足」も、「運動不足」同様、中高年の脳の機能低下の最大リスクのひとつといってもいいものです。

近年、睡眠時間が6時間未満の場合、がん、糖尿病、うつなどの発症リスクが高まることが報告されています。こうした背景もあり、厚生労働省が２０２４年２月に公表した「健康づくりのための睡眠ガイド２０２３」では、成人は「１日６時間以上」を目安に睡眠時間を確保するように推奨しています。しかし、現在の国際基準では、18歳から65歳の最適睡眠時間は「１

日8時間」がもっともメンタルのトラブル（あるいは、うつ）を引き起こしにくい睡眠時間と考えられています。

日本人の場合、40・50代の男女とも睡眠不足であることがわかっています。「国民健康・栄養調査（令和元年）」によると、1日の睡眠時間が6時間未満の人が、40代男性で48・9％、50代男性で49・4％、40代女性は46・4％、50代女性は53・1％で、いずれも約半数を占めています。また、経済協力開発機構（OECD）による2021年の調査でも、日本人の睡眠時間は、加盟33カ国中最下位と指摘されています。

ちなみに、同「国民健康・栄養調査」で睡眠確保の妨げとなっていることを聞いたところ、「特に困っていない（妨げとなっていることはない）」と回答した人を除くと、男性は40・50代ともに「仕事」が1位、女性は40代は「家事」、50代は「仕事」という結果に。また、「就寝前に携帯電話、メール、ゲームなどに熱中すること」が、男女いずれの世代でも多くを占めています。仕事や家事にかける時間の短縮を心がけるのはもちろんですが、寝る前にメールやゲームなどに熱中するのは論外ですね。

6時間未満の睡眠不足が慢性化すると、肥満や高血圧、心疾患などの発症リスクが上昇し、死亡率に影響することも覚えておいてください。

睡眠の重要性については、後ほど改めて解説します。

④栄養不足➡タイパ重視で食事を軽視

本来、私たちがもっとも好奇心を持つべきものは、「**食べるもの**」かもしれません。人間の体はすべて食べたものでできていて、当然のことながら、脳にも筋肉や骨と同じように、栄養が不可欠です。

にもかかわらず、現代人は「食事」、特に「栄養」に対する関心が低いように思います（正確にいうと、関心の高い人と低い人の差がとても大きいようです）。

あなたはどのくらい食事（栄養）に気を遣っていますか？　毎食のように、ラーメンや牛丼、ファストフードで済ませてはいないでしょうか。ランチタイムにこうした店に並んでいる人々の列を見るたび、少し不安になります。若い人だけでなく、中高年の姿もよく見かけるのは大問題です。

「もの忘れがひどい」「元気が出ない」などと訴えて私のクリニックに相談に来られる中高年の方の中にも、日々の生活について聞いてみると、自分がどんな食生活を送っているのかまともに答えられない人が少なからずいます。

食生活といっても、食事の内容、栄養のとり方から、食べる時間、食べる量など、意識すべきことは多岐にわたります。

95ページでも紹介した「国民健康・栄養調査（令和元年）」によると、「あなたは、食習慣を改善してみようと考えていますか」という設問に対し、「改善することに関心がない」と答えた人の割合は、女性の場合40・50代ともに7・7％と非常に低い割合（改善することに関心がある人が多い）なのに対し、男性は40代で16・4％、50代で14・8％と、改善することに関心がない人の割合が女性のほぼ倍となっていて、とりわけ男性が自分の食生活に興味がない様子がわかります。

健康維持のための食事に関しても、女性のほうが意識が高いようです。

同調査で、サプリメントのような「健康食品を摂取している者の割合」を見ると、男性40代が27・6％、50代では30・7％、女性40代が37・1％、50代では41・0％と、女性が高くなっています。

男性の割合も意外と多い、と思ったかもしれませんが、私のクリニックでの状況から判断すると、男性の中には、女性（妻）に促されて習慣にしている人も少なくないようです。

この調査で注目すべき点は、「あなたの健康な食習慣の妨げとなっていることは何ですか」という設問に対して、40・50代の男女の圧倒的第1位は「仕事（家事・育児等）が忙しくて時間がないこと」、そして、50代男性を除いて第2位に「面倒くさいこと」が入っていることです（50代男性では第3位。50代男性の第2位は「特にない」）。

ここでも、タイパ（タイムパフォーマンス：時間対効果）重視で、食事を軽視している様子がよくわかります。これでは脳にとって必要な栄養を補うことはできません。

⑤酸素不足⬇脳は酸素を消費して成長する

脳のために、特に注意しなければならないのが「酸素不足」です。

呼吸によって空気中から肺の中へ取り込まれた酸素は、血流に乗って全身をめぐります。脳に運ばれた酸素は、そのとき活動している「神経細胞」に受け渡されます。

脳内に新鮮な血液が流れ込み、神経細胞の活動に必要な酸素が十分に行き渡ることで、脳は活性化します。

脳は活動する際に酸素を消費し、ごく軽度の低酸素状態になりながら活動をしています。脳の枝ぶりが新たに成長しようとするときには、特に大量の酸素が消費されます。

「酸素不足」になる要因のひとつに、「**口呼吸**」があります。本来呼吸は「鼻呼吸」が基本ですが、多くの人が、鼻づまりなどで鼻呼吸ができず、口呼吸が習慣になってしまっているのです。口呼吸は、睡眠中のいびきの原因になったり、舌根《ぜっこん》が沈下して気道を塞《ふさ》いで無呼吸を起こしてしまうリスクにもなります。

脳内が低酸素状態であれば、脳が活動する以前に機能低下が起こることは確実です。これによって前頭葉の働きが弱り、思考や感情が乱れてイライラしたり不安になったりすることもあります。

極度の緊張やストレスを感じたときに「深呼吸しなさい」と指導することや、鼻づまりを改善するためにレーザー治療をすすめることがあります。レーザー治療は、下鼻甲介《かびこうかい》を薄くして鼻腔を広げるので、スムーズな鼻呼吸ができるようになって、とても有効な対策です。

⑥生活習慣病➡重病化で命の危険も

40代後半になると、持病を持つ人は少なくありません。

厚生労働省の「平成19年労働者健康状況調査」（事業所に雇用されている労働者を対象）によると、健康診断などで医師から診断された持病がある労働者は、40代男性39・6％、50代男性48・0％、40代女性28・8％、50代女性40・6％に上ります。具体的な病名は、男性が高血圧、腰痛、脂質異常（高脂血症）、糖尿病など、女性は、高血圧、脂質異常（高脂血症）、腰痛、胃腸病、ぜん息などとなっています。

持病の多くは、「生活習慣病」と呼ばれるもので、慢性的・持続的に続く疾患です。日常的に薬が手放せなかったり、ちょっとした忙しさや環境の変化などで急激に悪化したり、日々の生活に影響が出ることも少なくない疾患ばかりです。

今回の新型コロナウイルス感染症のような不測の事態では、生命をも脅《おびや》かすハイリスク要因にもなりかねません。

中高年になると、持病のひとつやふたつと考えがちですが、自分の体は自分で守るものです。健康診断の結果をきちんと把握して、放置することなく、早め早めの対策をとりましょう。

⑦ご近所付き合い不足➡孤独は脳の大敵

あなたは、毎朝家を出て、ご近所に住む人と会ったとき、あいさつを交わしますか？「今日は天気がいいですね」「そうですね」くらいの会話は成立しているでしょうか。

私のクリニックに相談に来られる方々の話を聞いていると、年々「ご近所付き合い」が少なくなっている様子が伝わります。マンションの隣に住んでいる人の名前も知らないという人もいて驚かされることもあります。

同じ場所に長く住んでいれば、近所に住む人の名前や顔、家族構成、仕事や趣味くらいまで、自然と目にし、耳にするようにもなるでしょう。同じ世代であれば、子ども同士の付き合いがあるかもしれません。

しかし、ある程度年齢を重ねて家族が自立し、ご夫婦あるいはどちらかおひとりが残るようになると、自ら「地元に関わる」という意識を持たないと、徐々にご近所付き合いをする機会が少なくなっていきます。

最近では、引っ越しをしても隣近所へのあいさつをしない人が増えているといいます。かつては、「遠くの親戚より近くの他人」などといって、ご近所さんがお互い助け合ってきましたが、今や「遠くの親戚も近くの他人も他人」の状態になってしまっているようです。


内閣府が毎年行う「社会意識に関する世論調査」の令和5年11月調査の結果によると、「地域での付き合いをどの程度していますか?」という質問に対し、「よく付き合っている」と「ある程度付き合っている」を合わせ、「付き合っている」と回答した人は、40代で42・7%、50代で41・5%と、4割強となっています。

東京などの大都市から地方都市までが合算された統計なので、東京に住む人の感覚だと、少し多いなと思うでしょうか。

ちなみに、同じ質問への回答を年代別に見てみると、18〜29歳では30・1%、30代では40・3%、60代は59・9%、70歳以上は74・4%と、若い世代になるほどご近所付き合いが薄れていることがわかります。

ご近所付き合いに代表されるような、日々の〝ちょっとしたコミュニケーション〟は、人生の後半を何倍も豊かなものにしてくれます。その反面、こうしたコミュニケーションのない生活は〝孤独〟です。

孤独な状況で「好奇心」が芽生えることはありません。孤独は脳にとっても大敵なのです。

⑧自己肯定感の欠如⬇日本という独特の忖度社会

「自己肯定感」という言葉が、今やごく一般的に使われるようになりました。自己肯定感とは、「自分自身の価値を認め、存在を肯定する感覚」を指しています。

私のクリニックにも近年、自己肯定感が持てないどころか、「自己否定感」に悩まされている方がたくさん訪れます（自己肯定感の欠如というと、若い方の問題と思われるかもしれませんが、実は、中高年の方にもたくさんいます）。

自己肯定感を持てない人が急増している一因に、日本という国の特殊環境があるのではないかと私は考えています。日本ほど、さまざまな人間模様や上下関係が複雑に絡《から》み合って、忖度《そんたく》が生まれる社会はありません。


実は私自身、自己肯定感の低さに悩まされた人間でした。医師になってからも、どうやって自分を肯定したらよいか、半信半疑でした。

そんな中、医師になって3年目。夏休みを利用して一気に書き上げた論文を国際学会に提出してみたのです。すると、認められるのは全体の1割程度といわれているところをすんなり審査に通ってしまったのです。そのときに初めて、私は医師として研究者として他人から評価され認められたという自覚を得ることができました。

日本では無視された私の考えが、世界では認められた――。この格別な喜びとともに、私は、日本という国が自己肯定感を育むには、けっしてよい環境とはいえないと実感したのです。

学問の世界に限らず（本来であれば、もっとも公平な世界であるはずですが……）、公正に評価されるべきところに多方面からの忖度が入り込んで、自分が属している社会やほかの人たちから、どんどん自己肯定感を削られていく――残念ながら、それが今の日本なのではないでしょうか。

自己肯定感が足りないと、左脳感情はますます鳴りを潜め、さらに自信がなくなって、外の世界に目を向けることに不安を感じるようになります。内向きになって狭い世界に閉じこもるようになってしまえば、好奇心が失われることは必定です（＊8）。

＊8：加藤俊徳著『脳の名医が教える　すごい自己肯定感』クロスメディア・パブリッシング

⑨組織生活⬇左脳感情を抑圧する

右脳感情と左脳感情を考えるときに、避けて通ることができないのが、「組織生活」です。会社員であれば誰もが、その組織の中でどこに身を置き、どういったスタンスで日々を過ごすかを考えます。

そして、その判断の基準となるのが「右脳（他人）感情」です。「社会人とはこういうものだ」「この会社（上司）ではこれが正しい」という価値観に従い、定年までの日々を過ごしてしまうのです。

それが結果として、「左脳（自己）感情」を抑えつけ、「好奇心の欠如」につながっていることは、プロローグで紹介したとおりです。

⑩リモートワーク⬇マンネリ脳を招く

コロナ禍《か》が一段落した後も、社会に定着したことのひとつが「リモートワーク」です。長時間家の中で過ごす「巣ごもり生活」は座位時間が長くなり、運動不足になると同時に、脳は自動化し、容易に「マンネリ脳」を生み出す原因になります。

リモートワークを続けると、「思考の切り替え」ができにくくなります。

通常の生活であれば、朝は、職場や学校に行くために、始業時間や登校時間に合わせて起床し準備をします。電車に乗る時間や到着する時間から逆算して動きます。

会社員であれば、オフィスに着いたらエレベーターを待つ、すれ違った上司や同僚と目を合わせてあいさつをする、タイムカードを押す……と、やるべきことをこなしながら、次々と思考を切り替えるタイミングが訪れます。

ところが、家に居たままだと、そのプロセスがごっそり消えて、思考の切り替えがなくなります。それによってものごとを理解する必要がなくなって、理解力が低下します。

また、外に出る機会が減ることで、運動不足になるだけでなく、新しい人に出会う、自然や景色に触れるといった刺激や経験も格段に減少しています。そうなれば、「好奇心」が芽生えることもありません。

仕事の面で孤立化してしまう人も少なくありません。

毎日顔を合わせて仕事をしていれば、何か問題が生じた場合にはすぐに対応について相談できたり、仕事の話の合間などに雑談をすることもあるでしょう。それによって、新しい考え方を知ったり、刺激を受けることも少なからずあるはずです。

リモートワークではそうはいきません。仕事上で何かトラブルがあったとしても、誰かに気安く話せる環境にはありません。

自分で何とかしなければというプレッシャーがより強くなり、それによってストレスを抱え、脳疲労をもたらすと同時に、自分は一人なんだという孤独感に苛《さいな》まれることもあります。気づいたときにはメンタルのトラブルを抱えてしまっている危険性すらあるのです。

⑪ネット社会➡雑多な情報で左脳感情の感度が鈍化

「好奇心」には、情報が必要です。情報が増えれば増えるほど、それに刺激を受けて、やりたいことや見たいもの、食べたいもの、行きたい場所が見つかり、好奇心が芽生えるチャンスが増えていきます。

ところが、今の「ネット社会」は、膨大な情報が垂れ流し状態にあるだけでなく、正しい情報とフェイク情報が混ざり合い、まさに玉石混淆《ぎょくせきこんこう》です。

インターネットやＳＮＳから発せられる情報は、目や耳を通して直接私たちの脳に飛び込んできます。しかも、それらの情報から得られるものは「右脳（他人）感情」を刺激するものばかりです。

今のネット社会では、ニュースやゴシップ、セール情報など、目の前の面白そうな情報に右脳感情が刺激され、好奇心を掻き立てられて飛びついてはみるものの、追求する間もなくあっという間に消費し、すぐに飽きて興味を失ってしまう……その繰り返しです。

その結果、次々と現れる情報を情報として認識しなくなると同時に、左脳感情に関係する脳の部分（脳番地）の働きが鈍って、左脳感情の「感度」が徐々に鈍っていきます。

現代社会を生きる私たちは、情報の洪水の中で、「左脳感情」から生まれる好奇心を見つける術《すべ》を見失ってしまっているのです。情報に流されるまま考えることをやめてしまえば、その瞬間から好奇心はしぼんでいってしまうでしょう。

3カ月に一度はセルフチェックを

中高年が抱える問題点――。あなたはいくつ該当していましたか？

これらは、脳への影響だけでなく、「好奇心」を失わせるなど全身の健康に深く関係する大問題ばかりです。

40代前半までは、周りにこれらの問題があって、日常的にかなりの無理をしていても、なんとかなってしまうものです。〝できる人〟ほど、こなしてしまうのです。

そうして中高年になって、体から何らかのトラブルのサインが現れて初めて、「運動不足だったんだ」「睡眠不足だったんだ」「ちゃんと食べていなかったな」と本人が気づくのです。しかし**気づいたときには、脳も健康も、相当ダメージを受けてしまっている**ことが少なくありません。

45歳を過ぎたら、常にこれらの問題点を念頭において、できれば3カ月に一度、自分の今の生活習慣はどうなんだろう？　環境は？　体調は？　と、セルフチェックしてみてください（家族みんなでチェックできれば、なおいいですね）。

左脳感情は自己感情、自分自身を知ることですから、こうした習慣を身につけることで、左脳感情の感度も高まっていきます。

それは同時に、芽生えた好奇心をすぐに行動に移せる〝基礎体力〟を手に入れることでもあります。「好奇心脳」とは自分の心身が健康に保たれて初めて、手にすることができるものなのです。

さて、次からはいよいよ、これらの問題点を大前提に、「好奇心脳」を手に入れる脳科学的に正しい方法を、順を追って説明していきましょう。

好奇心のタネを見つける方法

自分のライフヒストリーに目を向ける

「好奇心のタネ」はあなたの脳に眠っている

先に、私のクリニックに相談に来られる中高年の方々の多くが、「好奇心の欠如」状態だという話をしました。

40代後半に至るまでの人生で、「右脳感情」に寄り添い、「左脳感情」を抑えつけてきた結果ともいえるのですが、彼ら／彼女らの中の「好奇心」は本当になくなってしまったのでしょうか。そんなことはありません。

あなたは小学生や中学生の頃、「何をやりたかった」でしょうか？　ちょっと思い返してみるだけで、自分の中の「好奇心」の存在に気づいた方もいるのではないでしょうか。

「いやいや、やりたかったことなんて何もない」「全然思い出せない」という方もいるかもしれません。でも、安心してください。そんなあなたの心の中にも、必ず**「好奇心のタネ」**が眠っています。それを自分で認識する機会がなかっただけなのです。

好奇心のタネを見つけるための「自己認知」

「好奇心のタネ」を認識できるかどうかは、ひとえに私たち自身にかかっています。自分の中に「好奇心のタネ」が眠っているのか、それはどんなタネなのか、自分自身で見つける努力が必要です。

そのために大切なのが**「自己認知」**です。

「自己認知」とは、自分自身で、自分が何者なのか、どんな価値観を持っているのかなどを把握することです。そして、**自己認知を深めるには、これまで抑えつけてきた「左脳（自己）感情」を開放しなければなりません。**

人生を振り返り、子どもの頃に回帰する

「左脳感情」を開放し、「自己認知」を深めるためには、生まれてから（記憶にある範囲ですが）**これまでの人生を振り返ってみる**のが最短の方法です。

もちろん、楽しい思い出ばかりではないでしょう。辛かった出来事もたくさんあると思います。でも、それこそが人生です。

もし、手元に子どもの頃の写真やアルバム、日記などがあれば、それらを眺めつつ、ぜひ年代を追って、もう一度自分の人生を振り返ってみてください。できれば、ノートや手帳などにその時々の出来事や行事を書き出して、自分史をつくってみるといいと思います。

それによって、過去の出来事や、過去に出会った人たちとの思い出が甦り、たとえ当時は辛く嫌な思い出だったとしても、それらがあなたの人生を豊かなものにしてくれていることに気づくかもしれません。

過去の記憶は、人間にとって自分が生きてきた証《あかし》そのものです。辛い出来事を無理に思い出

す必要はありませんが、時間があるときには、ぜひアルバムや日記、自分史ノートを見返してみてください。

すると、いつの間にかその当時に回帰している自分を発見するかもしれません。それだけで、「左脳感情」が刺激され、「自己認知」につながるはずです。

記録するためのツールでなくても、以前使っていた文房具や愛読していた本など、思い出の品を見返してみるのも同様の効果があります。部屋の片づけと一緒にできたら、いっそう効果的ですね。

やってみたかったこと、ワクワクしたことを思い出す

子どもの頃に回帰したら、その当時、自分が「やってみて楽しかったこと（もう一度やってみたいこと）」や「やりたかった（けど、できなかった）こと」を思い出してみてください。

第1章でも触れましたが、私の人生で、最高に楽しかった思い出はなんといっても子どもの頃のハゼ釣りです。今思い返してもあのときのドキドキ・ワクワク感が甦ってきます。まったく色あせることなく、より鮮明に思い出すことができ、可能であれば、今すぐにでも、あの場

所でハゼ釣りをしてみたい気持ちになります。

ハゼ釣りはさすがにちょっと極端な例かもしれませんが、おそらく皆さんにも、ひとつくらいは、**ワクワク・ドキドキした経験**があるはずです。

大きな出来事である必要はありません。ちょっとしたことが重要なのです。

「あのときは、ワクワクして、興奮したなあ」「今思えば、時間を忘れて熱中していたわ」——。

そんな昔のワクワク・ドキドキ感が甦ってきたら、それは、あなたの心のどこかに、「好奇心のタネ」が眠っている証拠です。

ここで、**絶対に避けなければならないのが、「今さら」という気持ち**です。今さらできない、この歳からでは無理、そう考えた段階で、「好奇心のタネ」は消失し、脳は成長を止めてしまうでしょう。

「自己認知」を深めるために他者と関わる

人生を振り返る中で、「自分は何が得意なのか／不得意なのか」「何が好きなのか／嫌いなのか」を改めて意識してみてください。これらを再認識することは、「自己認知」のためだけでなく、これからの「能力開発」のためにも有効です。

正しく「自己認知」ができれば、自分で「好奇心」を掻き立てて脳を成長させることは難しいことではありません。

ところが、残念ながら私たちの脳の仕組みは、自分自身を直接的に知ることができるようにはなっていません。そのため、自分の「得意／不得意」や「好き／嫌い」、さらには自分自身の性格すらよくわからない、という人も、実は少なくありません。

「自己認知」を深めるために効果的なのが、「他者と関わる」ことです。他人とのコミュニケーションの中で、相手の反応を観察することが、実は非常に役立ちます。自分がどんな人間なのかを他者から教えてもらうのです。

直接会って話すことはもちろん、メールやSNSなどでコミュニケーションを取るのでもかまいません。

ただし、ダイレクトに「私ってどんな人間だと思う?」などと聞くのではなく、自分が何らかの行動をとったときに、相手がどんな反応を見せるか、それに対して自分はどう感じたり考えたりするのか――こうしたデータを集めて分析してみるのです。

それによって、自分の正直な気持ちや感情、得意／不得意などがより具体的になっていきます。「好奇心のタネ」を見つけやすくなるというメリットもあるはずです。

両親や故郷に思いをはせたり、連絡をとったりする

自分の人生を振り返るときに、ぜひ忘れないでいただきたいのが、**両親や祖父母、故郷に思いをはせる**ことです。

私自身、今の自分があるのは、間違いなく両親、祖父母のおかげと感謝しています。そして、ただ感謝したり思い出したりするだけでなく、毎日のように連絡を取り合うことも大切にしています。これは、日々お互いの記憶力の向上と更新を意図しての行動でもあります。

もし、故郷で、楽しかった、よかったと思えるようなプラスの体験が少ない人も、両親やきょうだいとの関係が難しいものだったとしても、自分史の中で、関係を持った人、お世話になった人たちが必ずいるはずです。

その方々に感謝する気持ちと連絡を忘れないでください。その気持ちがあれば、たとえ小さな好奇心のタネであっても、大きく育てられる可能性があると私は信じています。

好奇心を掻き立てる方法1

初めての場所に出かける

「好奇心」が芽生えそうな場所に行く

自分の中に「好奇心のタネ」が眠っていることが確認できたら、中高年になった今の自分が、何に対してワクワク・ドキドキして「好奇心」が掻き立てられるのか、その対象を見つけていきましょう。

子どもの頃に回帰して、すぐに思いつくものがあれば、「左脳（自己）感情」のまま、今すぐ実行に移してください。

思いつくものがなければ、最初のステップとして、自宅や職場の近くでいいので、これまで行ったことのない、評判の良いおいしいお店や景色のよい場所など、**人がたくさん集まる所に足を運ぶことから始めてみる**といいでしょう。

「好奇心」とは、珍しいものや、これまで出会ったことのない人やものに刺激を受けることで湧き上がる反応ですから、家の中や同じ場所にずっと居続けていては、自分の「好奇心」に気づくことすら難しいのです。

人がたくさん集まるということは、多くの人が好奇心を持ってやってくるということですから、あなたの「好奇心」も掻き立てられる可能性が高いと考えられます。最初は「右脳感情」に付帯した好奇心であっても、それによって「左脳感情」が開放され、「好奇心」が芽生えるきっかけになることもあるのです。

ひとつの場所に出かけたら、1箇所にこだわるのではなく、いろいろな場所に出かけてみましょう。フットワークを軽くしていろいろな場所を訪れることで、運動不足の解消にもなります。

旅行は「刺激」が得られる最高のチャンス

身近な場所をひととおり探索したら、次はぜひ「旅行」に出てください。

旅行は、これまでの人生で経験しなかった「刺激」が得られる、このうえないチャンスです。距離的にも心理的にも、いつもとは違う場所、環境に移動することができるからです。

子どもの頃を振り返って、家族との思い出の場所などがあれば、そこに行ってみるのもいいのですが、できれば今まで行ったことのない場所（そして、行ってみたい場所）がおすすめです。

行ったことのない場所へ旅に出ることによって、私たちは新しい景色、知らなかった風習や歴史、地元の名産や名物、そして多様な人々に出会うことができます。電車や飛行機などの乗り物の中や、移動中にもさまざまな発見があるに違いありません。

以前に同じような経験をしたことがあったり、日常的に同じ状況が起こっていたとしても、**場所や環境が違うというだけで、ワクワク・ドキドキする瞬間がきっと生まれます。**それによって、「知りたいこと」「やってみたいこと」「見てみたいもの」が確実に増えていくでしょう。

初対面の人に出会うと楽しくなる

今の世の中、ご近所付き合いを含めて、「人と付き合うのが苦手」という人は、意外なほど多いものです。

でも、それは、食わず嫌いと同じで、いろいろな人と出会い、コミュニケーションを取るという経験をしていないからという側面もあるように思います。

地縁による付き合い（人によっては〝しがらみ〟のように感じられるもの）や、仕事の関係で避けられない付き合いが苦手という場合もあるかもしれません。

しかし、そういった利害関係などがまったくない人たち、特にさまざまな経験やバックグラウンドを持つ人たちとの出会いは、驚くほど楽しい体験です。

地域のボランティアでも、ちょっとしたパーティや勉強会などに参加してみるのでもいいでしょう。テーマ自体に興味がなくてもいいのです。**目的は人に会うこと**ですから。

「ああ、こんな人がいるのか」「こんなふうに考えてもいいのか」と、出会った人たちから受ける刺激には際限がありません。**人と出会うことは楽しい**――そう考えられるようになったら、それこそが「好奇心」の芽生えですね。

海外に行けば、自分のアイデンティティに気づく

旅行の中でも**「海外旅行」**は格別です。

今まで出会うチャンスのなかった人やものと接することができるのが旅行です。ましてや、海外旅行ともなると、使っている言葉も違えば、日常食べているものや習慣も異なります。

私は2023年、サンパウロで開催された学会に参加するためブラジルを訪問しました。コロナ禍もあり、久しぶりの海外旅行、しかもブラジルを訪れるのは初めてということもあって、訪問前から私のワクワク・ドキドキは止まりません。

実際に現地に足を踏み入れると、「なんだこれ?」「どうしてこうなるんだ?」と、日本との違いに、驚きの連続でした。

日頃あまりインターネットなどで調べることはしない私も、テレビで流れてくるポルトガル語や周りの人たちの行動の意味、その背景にある歴史などを調べる機会が増えて、さらに興味

が湧き、本当に思い出深い旅行となりました。

「もう一度行きたい」「次はこんなことをしたい」「その次はあそこへ行きたい」と、今、私の脳内は好奇心でいっぱいです。

このブラジル旅行で改めて気づいたことがあります。それは、私が「日本人である」という誇りです。

たとえ短期間でも海外で生活をすると、日本という国や日本の人々の素晴らしさに気づかされることが多々あります。自分が恵まれていることに気づき、自分のアイデンティティを自覚したりすることもあるはずです。それによって、自己肯定感がぐんと高まることもあるでしょう。

自然と交わると五感の刺激で好奇心が芽を出す

「好奇心」を掻き立てられたいと願う人に心がけてほしいのが、「自然と交わる」ことです。

これはぜひ継続的に行ってください。

人類は常に自然と共存し、自然のサイクルに合わせて生きてきました。

私たちは、「見る」「聞く」「触る」「味わう」「嗅《か》ぐ」といった五感を駆使して情報を集め、脳の処理能力を増大させ、自然界のさまざまな天変地異に適応し、生き残ってきました。そうして、脳は進化してきたのです。

五感を使って得る刺激こそが好奇心を掻き立て、脳を成長させる唯一無二の要素といっても過言ではないと私は考えます。脳は自然に適応するように運命づけられているのです。

旅行に出かけたときに、野山や海川などで、自然と交わるのもいいのですが、日々の生活の中でもぜひ、**1日のうちに5分でいいので、スマホを手放して、鳥や虫の鳴き声、川のせせらぎ、風の音など、自然の声や音に耳を傾けてみてください。**

近くにそうした環境がないという人は、スマホなどのアプリを利用して、「自然環境音」を聞いてみるのもいいでしょう。

むくむくと「好奇心」が芽を出し始めるはずです。

好奇心を掻き立てる方法2

好奇心旺盛な人の真似をする

付き合う相手を変えてみる

好奇心を掻き立てるには「刺激」が必要です。

そのために、これまで付き合ってきたタイプの人たちとは異なる人と知り合いになるというのもひとつの方法です。**付き合う相手を変えてみる**のです。

この場合、無理をしていきなりがらっと変えるのではなく、一人ひとりとの出会いを大切に、徐々に交際の幅を広げていくといいようです。

付き合う相手を探すときのポイントは、自分が欲しいと思っている要素を相手の中に見つける意識を持つことです。

おしゃべりが苦手な人は、人前でも上手に話ができる人、すぐに緊張してしまう人はいつもどっしりと構えている人など、自分が「尊敬できる人」を探すつもりで人に会うのです。

脳は他人の影響を非常に受けやすくできています。周りにいる人が良くも悪くもお手本になるので、自分にとって望ましい「お手本になる人」と付き合うことは、脳科学的にも意味のあることなのです。

物事を別の視点から眺めてみる

ビジネスでは「スピーディな判断」が強く求められます。しかし、早くても誤った判断では意味がありません。玉石混淆の情報が流れている中、自分の判断を左右する情報については、じっくりと時間をかけて吟味することが重要です。

１０８ページで、ネット社会の雑多な情報の問題点に触れましたが、逆に過度な「**情報不足**」も、脳にとっては問題です。

情報不足は脳を迷わせ、劣等感や不安などのネガティブ感情が生まれやすくなります。他人の言葉を真に受けて、「自分はダメだ」と思い込み、自己肯定感の欠如に陥ってしまうのも、少ない情報――しかも根拠があいまいで事実かどうかハッキリしない――だけで判断しようとするからです。

自分に自信がなくなったときこそ、別の視点や立場に立って情報を見直してみましょう。それによって、客観的な視点、多角的な視点が身につくかもしれません。

何事に対しても「別の見方があるかも」「もっとよい方法があるかも」と思いながら見るクセをつけると、すべてをポジティブに考えられるようになります。

好奇心旺盛な人の生活習慣を真似てみる

「好奇心」探しのお手本となる人とは、もちろん「好奇心旺盛な人」です。

あなたの周りには、好奇心旺盛で、次々いろいろなことにチャレンジしている人はいませんか？　もし思い当たる人がいたら、ぜひその人とお近づきになって、まずはじっくり話をしてみてください。一緒に、いろいろな体験ができるようになれば、こっちのものです。

中高年になっても好奇心旺盛で、チャレンジ精神に溢れている人は、「やってみたいことがない」「何をしたらいいかわからない」という人たちから見れば、まさに「刺激いっぱい」の生活を送っているはずです。

特に意識をしなくても、「左脳感情」のままに日々の生活を送っていられるのが、中高年になっても好奇心旺盛でいられる人であり、「好奇心脳」の持ち主です。

ちょっとだけ、その生活習慣や考え方を盗んで、真似してみてはいかがでしょうか。自分だけでは気づけなかった、新しい発見や刺激がきっとあるはずです。

Column

睡眠脳科学が示す 睡眠と 記憶の深い関係

睡眠不足で脳に老廃物が溜まる

メジャーリーグの大谷翔平選手が体調管理のために重視しているということで注目を集めている「睡眠」。脳の認知機能やパフォーマンス向上を図るうえでも、「睡眠」は欠かせません。ここでは、「睡眠」が人間の脳にどんな影響を及ぼすかについて説明してみましょう。

2013年にアメリカの研究者スピラたちが「JAMA Neurology」誌に発表した脳と睡眠に関する研究論文で、新しいことがわかりました(*9)。

この研究では、ランダムに抽出した50代から80代の人たちに「何時間寝ていますか」というアンケートをとって、その結果で3つのグループに分け、それぞれのMRI脳画像を調べました。

すると、睡眠時間が短いグループの脳内には、認知症の引き金になるといわれている「アミロイドβ《ベータ》」というアミノ酸からできる物質が多く溜まっていたのです。また、**睡眠時間が6時間以下の人の脳は、それ以上寝ている人と比べて、アミロイドβの沈着率が圧倒的に高い**こともわかりました。

＊9：Spira AP, Gamaldo AA, An Y, et al: Self-reported sleep β-amyloid deposition in community-dwelling older adults. JAMA Neurol.2013 Dec;70(12):1537-43.doi: 10.1001/jamaneurol.2013.4258.

脳の老廃物を排泄する睡眠解毒

最先端研究では、私たちが寝ている間にも脳が仕事をしていることがわかっています。そのひとつが、「脳の老廃物であるアミロイドβを脳の外側にある脳脊髄液《のうせきずいえき》の中に排泄《はいせつ》する」という仕事です。

脳が一生懸命活動すると、老廃物が出てきます。起きている間も、それを排泄してはいるのですが、寝ている間のほうがその働きがより活発になるのです。

私たちの体は、排尿や排便で老廃物を排泄し、〝解毒〟しています。**寝るという行為は、脳にとっては老廃物を解毒するプロセス**です。

しかし、睡眠不足が続いて脳が過活動になると、老廃物を十分に排泄することができず、脳に沈着してしまうのです。

長期記憶の定着には睡眠が必須

睡眠には、レム睡眠とノンレム睡眠があります。

睡眠中には「Rapid Eye Movement（急速眼球運動）」といって、眼球がぴくぴくと動くことがあり、その頭文字をとってREM（レム）睡眠と呼ばれています。学校などで「人はレム睡眠の状態のときに夢を見ている」と、教わった記憶がある人もいるのではないでしょうか。

レム睡眠の最中（レム睡眠期）に夢を見ているとは限らないのですが、睡眠にはこの眼球が動いているレム睡眠（浅い眠り）と、眼球が全然動かないノンレム睡眠（深い眠り）があり、この2つの睡眠ステージがおよそ90分から2時間ごとに交互にやってきます。

ノンレム睡眠には4段階ありますが、そのうちの「徐波《じょは》睡眠」と呼ばれる大脳まで休息する深い睡眠中に、脳はその日やったこと（キャッシュ）を整理して、必要なものを「（長期）記憶」

として定着させるという重要な働きをしています。

深い眠りが十分に得られずに睡眠障害が重くなると、記憶が定着せずに「もの忘れ」が多くなったり、生きている実感が薄くなったりして、うつ病などを引き起こす危険性すらあります。

睡眠・覚醒は体内時計で調整される

睡眠と覚醒は、体内時計によって調整されています。

ヒトをはじめとする多くの生物は、1日周期の**「概日《がいじつ》リズム（サーカディアンリズム）」**を持ち、体温や血圧、ホルモンの分泌などを生体リズムに従って変化させています。そしてこのリズムを刻んでいるのが体内時計です。

体内時計によって、夜になると自然と眠くなりますが、ここで重要な働きをしているのが、睡眠ホルモンと呼ばれる「メラトニン」です。

メラトニンは夜暗くなると脳の松果体《しょうかたい》から分泌され、体内時計に働きかけて、覚醒と睡眠を切り替えて自然な眠りを誘います。

概日リズムは、1日25時間周期で、24時間周期よりも約1時間長いため、そのままにしてお

く と少しずつ夜型にズレ込んでいってしまいます。

しかし概日リズムには、このズレを調整する機能（同調因子）が備わっています。同調因子は、体内時計をリセットし、生体リズムを整える働きをしています。

日常生活における同調因子には、「光」や「食事」「運動」などがありますが、仕事やその他の活動など、社会的な因子も同様の働きをしていると考えられています。

朝、日光を浴びることで、体内時計はリセットされて活動状態になります。また、夜眠っている間に分泌されていたメラトニンが抑制されます。

メラトニンは主に光によって調整されていて、夜になると再び分泌が始まります。ただし、日中に太陽の光をしっかり浴びて、メラトニンの原料である「セロトニン」というホルモンをつくっておかないと、十分な量のメラトニンを分泌することができません（セロトニンは日光を浴びることで分泌されます）。また、夜中に強い光やスマホなどから発せられるブルーライトを浴びるとメラトニンの分泌が抑えられてしまいます。これらが、睡眠覚醒リズムが乱れる原因となります。

体内時計のズレを修正することができない状態が続くと、自分が眠りたい時間に眠り、起きるべき時間に起きることができなくなっていきます。無理に外界の時刻に合わせて覚醒すると、眠気や頭痛・倦怠《けんたい》感・食欲不振などの身体的な不調が現れてきます。

メラトニンは年齢とともに分泌量が減ることがわかっています。**中高年になると、朝早く目覚めたり、夜中に何度も目が覚めたり、若い頃に比べて睡眠時間が短くなってくるのは、体内時計の調整機能が衰えてきているため**でもあるのです。

睡眠中の成長ホルモンが調子を整える

もうひとつ、睡眠中に脳の中で起きていることがあります。

夜遅くなってくると、「メラトニン」が分泌されますが、その約1時間後には「成長ホルモン」が分泌されます。これが、入眠時のホルモンリズムです（左グラフ参照）。

これらのホルモンの働きによって、眠っている間は、ストレスを受けると分泌される「コルチゾール（別名ストレスホルモン）」が減少し、血圧、脈拍、深部体温などが低下します。

成長ホルモンには骨や筋肉をつくり、傷ついた細胞を修復する働きもあります。**「眠い」と**

睡眠時におけるホルモンリズムの例

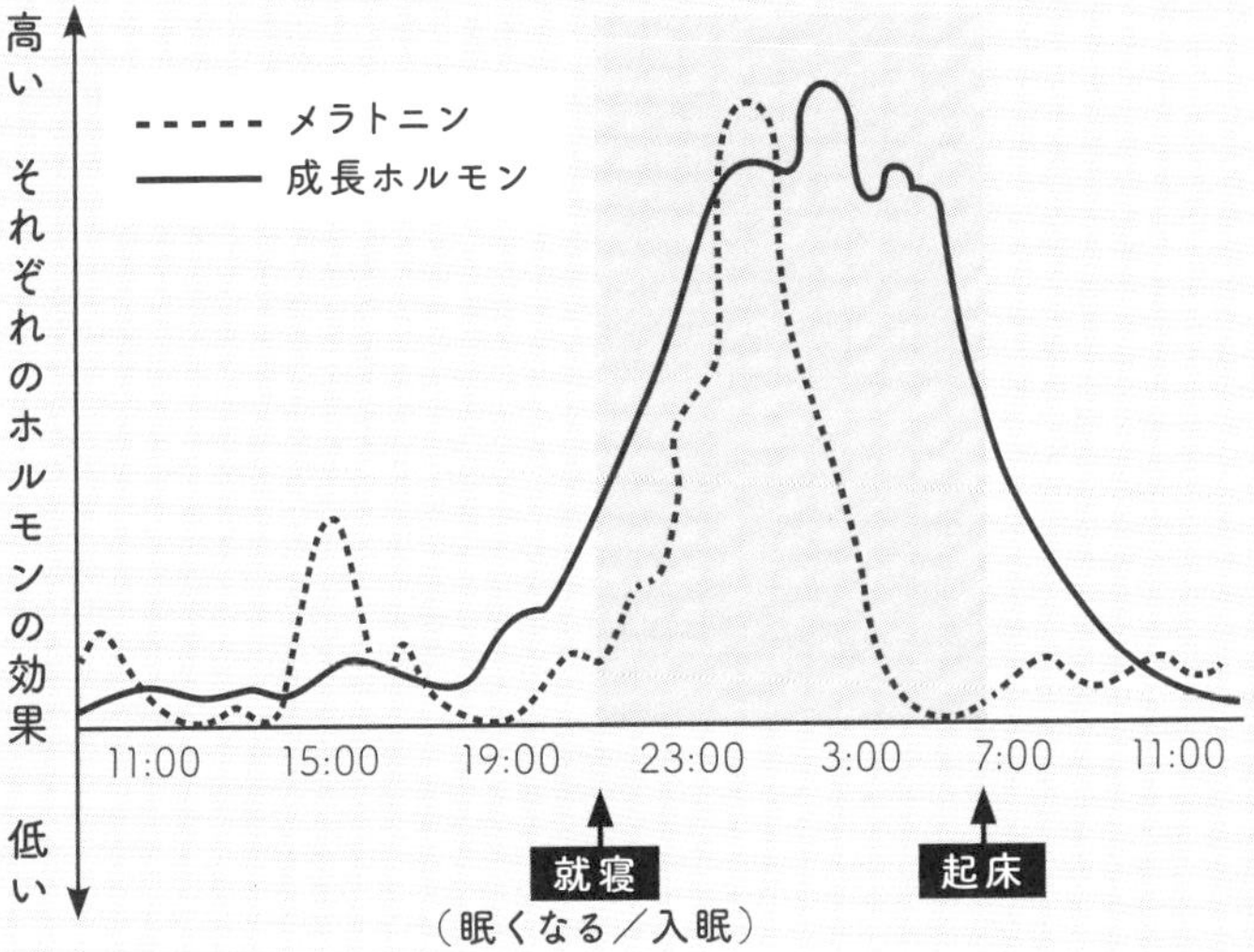

いうのは、**脳が体と心の調子を整え、体が若返ろうとしているサイン**という
こともできます。

睡眠こそ最高の「脳トレ」

私たちの脳は、寝ている間に、脳の老廃物を排泄する、記憶を定着させる、体の調子を整えるなど、複数の仕事をこなしています。

大事なのは、何時間寝るべきということ以上に、「眠っている間に、脳の中で起きていること」を意識することです。そして、寝るという行為は、人間が生きていくうえで非常に重要な役割を果たしている、ということを覚えておいてください。

脳にしっかりと働いてもらうために、そして、好奇心を掻き立てるためにも、寝る時間を確保することは必要不可欠です。

十分な睡眠をとることは、最高の「脳トレ」なのです。

脳をリブートする方法1

“眠る時間”を脳に教え込む

日中のパフォーマンスを上げるための睡眠

睡眠は脳、特に「記憶」を定着させるために欠くことができないものですが、私は、**「睡眠は翌日の脳のパフォーマンス（脳効率）を上げるためのもの」**と定義しています。そしてそれは、「好奇心のタネ」を見逃さずに育てるためにも必要なもの、つまり、睡眠が翌日の好奇心をコントロールするといってもいいと思います。

たとえば、日中仕事や勉強、家事などをしていて、なんだか頭が働かないなあ、とか、眠気が取れないなあ、などと感じたとしたら、それは、仕事や家事のパフォーマンス以前に、すでにあらゆることに「好奇心」を失ってしまっている証拠です。連日そうした状況が続けば、脳の成長が止まるだけでなく、生きる気力を失ってしまう危険性すらあります。

日中の脳のパフォーマンスを上げるために、そして、衰え始めた脳をリブートするために、十分な睡眠時間をとり、朝スッキリと目覚める。そうして、頭をフル回転させて仕事に取り組めば、短時間で仕事を切り上げることもできるでしょう。

それによって、「好奇心」が掻き立てられるような新しい出会いや経験に、時間を割くことができるかもしれません。

忙しいときこそ決めた時間に早寝早起き

仕事が忙しいからといって、深夜まで（最悪の場合、徹夜も）睡眠時間を削って仕事をする人もいますが、それは完全に間違いです。

最初は難しいことかもしれませんが、忙しいから遅くまで仕事をするのではなく、**忙しいときこそ、早く寝る**ことを心がけてください。

アルコールについても同じです。眠れないからお酒を飲むのではなく、**お酒を飲むから眠れない**のです。

早く寝ると、翌日早く目覚めるだけでなく、前日にやり残した仕事を取り戻そうと、やる気も集中力もみなぎってきます。早寝することで溜まったエネルギーが自然に放出されるのです。

ビジネスで成功している人たちはみな、自分で時間を決めて、早寝早起きを実践しているといっても過言ではありません。

「リモートワーク」を続けていると、いつの間にか昼と夜が逆転してしまうことも少なくありません。

人間の脳は自然のサイクルの中で生きています。**昼夜逆転の生活を続けていると脳のパフォーマンスが落ちる**のは、医学的にもはっきりしていることなので、できるだけ早く朝型に戻しましょう。

また、日中、多くの人が動く時間に睡眠をとることは、知らず知らずのうちに人とのコミュニケーション不足や運動不足など、新たなリスクを生み出す要因ともなります。

とはいえ、昼夜逆転生活を長く続けている、あるいはそういう仕事に従事している人もいるでしょう。この場合、注意してほしいのが、太陽が昇っている間に寝ているので、この間は、遮光カーテンを閉めるなどして、しっかり寝室の暗闇を確保することです。

また、食事の時間がずれてしまう問題も、調整すべきです。昼夜逆転の生活が長く続く人は、定期的にある程度長めの休みを取って、自分の体調を確認し、調整することが大切です。

自分にとって〝最適な〟睡眠時間を知る

先に、睡眠時間の国際水準は1日8時間と説明しました。

とはいえ、ストレスに強い人と弱い人がいるように、睡眠においても、「睡眠不足」に強い人と弱い人がいます。そのため、**1〜2日ほどの短期間であれば、合計「何時間睡眠が正解」と言い切れない**ところですが、週単位、月単位、年単位で考えると、「睡眠不足」によって確実に、脳と体への負担が積み重なります。

なぜなら、私たちの体は、すべて細胞の集合体でできています。細胞の耐用には期限があり、使いすぎれば寿命が短くなります。また、逆に睡眠時間が長すぎる人、日常的に睡眠時間9時間を超える人はうつ傾向が強かったり、死亡リスクが高い傾向があるという報告もあります。

平均睡眠時間8時間以上を確保して、ようやく好奇心や脳の活動のスイッチが「ON」の状態になるということですから、この数字をひとつの目標にして、徐々に睡眠時間を延ばしていってみてください。自分にとって最適な睡眠時間を知ることはとても意味があることだと思います。

脳内科医としての私の見解では、「平均睡眠時間が最低7時間半以上、8時間50分でもいい」と思っています。

「最適な睡眠時間は、翌日の脳のパフォーマンス（脳効率）を最高に上げるもの」でなくてはなりません。何時間睡眠をとると翌日スッキリ目覚めるのか、逆に何時間だと日中ボーッとしてしまうのか記録して、自分にとって最適な睡眠時間を確認してみるといいでしょう。

私自身は、平均7時間半前後の睡眠ではまったく不十分で、平均睡眠時間が8時間以上のときに、日中の眠気もなくなり、夕方6時を過ぎても仕事のパフォーマンスが落ちないことがわかってきました。

最近は自動的に睡眠時間を計測するウェアラブルデバイスなども身近になってきましたので、こうした機器を活用してもいいと思います。

中高年になると、朝早く目が覚めてしまうとか、眠りが浅くなって中途覚醒してしまうという悩みを訴える方が増えてきます。確かに年齢による体内時計のズレという問題もありますが、運動不足やアルコールのとりすぎなど、自分自身で解決できる要因も少なくありません。ぜひ、起きている時間の過ごし方を見直してみることをおすすめします。

ただし、たびたび中途覚醒する人は、大なり小なり無呼吸を起こしている可能性があります。気になるようでしたら、一度睡眠の専門医に相談してみてください。

睡眠時間の確保から逆算して、スケジュールを組む

自分にとって最適な睡眠時間がわかったら、最低でもその最適な睡眠時間を確保するためのスケジュールを組むことが大切です。

加えて、**労働時間の削減は、中高年が今すぐ解決すべき課題**です。

まずは1週間、何時から何時まで寝て、何時から何時まで仕事をしたのか、睡眠時間と労働時間を記録して振り返ってみましょう。それによって、自分の生活がどれだけ乱れているのかがわかります。頭の中でなんとなく理解するのではなく、正確な時間を把握することが、生活習慣改善のためにはいちばん効果的だと思います。

生活習慣改善のポイントは、自分の1日のスケジュールを睡眠時間中心に考え、そこから逆算することです。自分の最適睡眠時間が「8時間」であれば、それをどのタイミングで確保するかを最初に考えます。

最初に就寝時間を決めれば起床時間も決まりますから、その後の朝食・仕事・昼食・仕事・夕食・運動・入浴……などの時間だけでなく、省くべきスマホ時間やダラダラ時間も自然と決まってくるはずです。

睡眠の「儀式」は夕方6時から始まっている

問題は、決めた就寝時間に、毎日きちんと入眠できるかです。長年習慣としてきた就寝時間から、急に変えることはなかなか難しいかもしれません。

そのためには、少し長期のスパンで考えて（年単位の場合もあります）、脳に「これから眠る時間だ」ということを教え込んでいく必要があります。

脳に就寝時間が近づいたことを知らせる方法に、**「儀式」をつくる**というものがあります。

私は、通常10時過ぎくらいには眠るようにしていますが、睡眠の儀式は夕方6時から始まっていると考えています。

入眠までの儀式として、6時くらいから就寝の2時間前（午後8時半）くらいまでを、夕食、家族との会話、知人との会合などの時間としています。その後、スマホを充電するとともに手放し、室内の照明を間接照明にして、徐々にライトを落としていきます。そして、1日を振返って煩《わずら》わしい考えをなくします（翌日が楽しみになるようなことを考えます）。

こうして少しずつ、脳に「そろそろ眠る時間だよ」と合図をし、脳にも準備をしてもらうのです。

寝ようと思って寝る、起きようと思って起きる、これが脳の仕組み上、最適な睡眠習慣です。ただし、いくら寝ようと思って寝るといっても、ベッドに入って3分以内に眠りに落ちてしまう人は、睡眠時間が足りていないことが考えられます。最適な睡眠時間を確認することから始めてください。

食事時間は睡眠とセットで調整する

睡眠と食事の時間には深い関係があるといわれます。睡眠と食事はともに、概日リズムに関係しているからです。

睡眠時間を確保する際に同時に考慮してほしいのが、**寝る3時間前まで、できれば午後8時前に夕食を済ませる**ことです。

8時までに夕食がとれない場合は、夕方5時半〜6時くらいの間に、職場などでちょっとした軽食（おにぎりなど）をとり、自宅に戻ってから夜食の形で、野菜や魚などの足りない食事（栄養）を補うなど工夫してください。

遅い時間にたっぷりと食べてしまい、就寝時に食べたものの消化が済んでいないと、消化器内に食べ物が残ってしまいます。それによって、脳は腸との連絡を密に取り続けなければならず、腸の休息だけでなく、脳の休息も深夜にズレ込むことになります。これが、体内時計が後ろにズレ込む要因にもなりますので注意が必要です。

労働時間が長かったり、シフト制などで眠る時間が不安定だったりする場合には、睡眠だけでなく、食事の時間やそのとり方、栄養バランスも乱れているはずです。

生活のリズムが乱れてしまったときには、睡眠と食事の時間を一緒に戻すことが必要です。寝る時間と食べる時間をセットでしっかりコントロールして、心身ともに回復させるということです。

朝食をしっかりとることも重要です。朝の光の働きと同様に、体内時計を整えてくれるからです。1日3食を同じ時間にとることも大切です。毎日同じ時間に食事をとることで、概日リズムが整いやすくなります。

ところで、2016年、アメリカ・ペンシルベニア州立大学の研究によって、「不眠と食事の影響」について報告されました。それによると、以下の3つの食事習慣が睡眠を妨げるものとして問題視されています（＊10）。

・マーガリンなどに含まれるトランス脂肪酸（アメリカでは使用禁止）の摂取

・塩分のとりすぎ
・野菜の摂取量が少ない

トランス脂肪酸は、植物や魚からとった油を、高温にして脱臭する工程で生じるもので、マーガリンやショートニング、これらを原料とするケーキやドーナツなどの洋菓子、揚げ物に多く含まれます。天然でも、牛肉や乳製品に含まれています。

最近では、食品加工時のトランス脂肪酸の生成を抑える方法も工夫されていて、低減傾向にありますが、できればこれらの食品の大量摂取は避けたほうがいいでしょう。

心当たりのある人は、ぜひ改善する努力をしてください。

*10：Cheng FW, Li Y, Winkelman JW, Hu FB, Rimm EB, Gao X. Probable insomnia is associated with future total energy intake and diet quality in men. Am J Clin Nutr. 2016 Aug;104(2):462-9. doi: 10.3945/ajcn.116.131060.

1週間、2週間単位で睡眠時間を調整する

睡眠時間は平均8時間が理想ですが、それを毎日確保することは、現実問題として難しい場

合もあるでしょう。まずは「できるだけ7時間以下の睡眠時間の日をなくす」ことが目標です。それがストレスを減らします。

毎日できるに越したことはありませんが、たとえできなかったとしても、翌日やその週内に睡眠不足を解消するようにしましょう。

「寝だめはデキない」とよくいわれますが、1週間単位、無理なら2週間単位で考えて、**1週間で56時間以上、2週間なら112時間以上を目標に調整すればいい**と私は考えます。平日がダメなら、休日にまとめてとっても問題ありません。

しっかりと睡眠がとれるようになると、日中、自分の脳のパフォーマンスが上がっていることを実感するタイミングが必ず訪れます。それを楽しみに続けてみてください。

脳をリブートする方法2

「脳」と「腸」に必要な栄養を毎日とる

脳と腸は互いに影響し合う関係

超高齢社会を迎え、**サルコペニア**（加齢による筋肉量の減少に伴って筋力や身体機能が低下している状態）や**フレイル**（加齢や疾患によって身体機能や認知機能の低下が見られる状態）といった専門用語を耳にする機会が増えてきました。と同時に、それらの対策として、**「たんぱく質」**が非常に注目されています。

たんぱく質（アミノ酸）は、筋肉や骨など、ヒトの体を構成する成分であると同時に、体をつくる材料として必要な栄養素です。もちろん、脳にとってもたんぱく質は不可欠です。

ここでは、たんぱく質以外の脳に必要な栄養成分を中心に紹介します。

脳の活動や成長に必要な栄養を考えるときには、脳に直接働くものと、**腸内環境**に影響を与えるものの2つの側面からのアプローチが必要です。

脳と腸は密接につながっており、互いに影響し合う関係です（これを**「脳腸相関」**といい、この両者の間に介在するのが自律神経やホルモンです）。

たとえば強いストレスを感じるとお腹が痛くなったり、下痢や便秘を繰り返したりすることがあります。これは脳が腸にストレスの情報（刺激）を伝えるからです。逆に、お腹の調子が悪いと、脳がそれを察知して気分が沈んだり、不安感が増したりすることもあります。

腸は、食事によって大きく影響を受ける消化器官です。腸内には、1000種類以上、100兆個もの腸内細菌が生息していて、**「腸内フローラ（腸内細菌叢《そう》）」**と呼ばれる集団を形成しています。

腸内フローラを構成する細菌は、体によい影響をもたらす**善玉菌（有用菌）**、悪い影響をもたらす**悪玉菌**（**有害菌**）、そのどちらにもなり得る**日和見菌**（**中間菌**）に大別されます。大切なのは、これらのバランスを整えることで、善玉菌が優勢であれば、腸内環境がよいということができます。また最近では、いろいろな細菌が腸内にいること、つまり「腸内細菌の多様性」が重視されるようにもなってきています。

私たちの健康だけでなく、脳にとっても、腸内細菌が大きく影響しています。腸内細菌のバランスは、食事以外でも、運動や睡眠などの生活習慣によって著《いちじる》しく変化します。

脳内のネットワークに欠かせない「神経伝達物質」

衰え始めた脳をリブートするために、脳内の「**神経伝達物質**」が一役買ってくれます。

第1章で、私たちの脳内には、異なる種類の「神経細胞」が１０００億個以上存在し、その神経細胞がつくるネットワークが、脳の個性を生み出しているという話をしました。

この神経細胞同士がつながる際に、重要な働きをしているのが神経伝達物質です。神経伝達物質は、「好奇心」を持って活動することで分泌されるのですが（72ページ参照）、睡眠や食事によっても増やすことができます。

神経伝達物質には、大きく、脳を覚醒させる「覚醒物質」と脳を休ませる「抑制物質」の2種類があります。つまり、**神経伝達物質とは、脳の活動と休息をコントロールしている物質**ということです。

脳内の神経伝達物質の分泌を増やすには、食事がとても重要です。私たちが食事からとる栄養成分、特にたんぱく質やアミノ酸がこれらの物質の原料となるからです。

神経伝達物質は、わかっているだけでも数十種類あるといわれています。72ページで紹介したドーパミン、オキシトシン、セロトニンは覚醒物質です。抑制物質としては、GABA《ギャバ》やグリシンなどがあります。

脳にも腸にも影響するセロトニン

セロトニンは「覚醒物質」に分類されますが、「抑制物質」に変化することができ、両者のバランスを取りつつ、脳をコントロールしています。

また、同じく脳から分泌される睡眠ホルモン「メラトニン」の原料にもなり、睡眠にとっても、非常に大きな働きをしています（日中、十分にセロトニンが分泌されないと、睡眠時間を確保することが難しくなるからです）。

さらに、セロトニンは90％が腸でつくられ、腸の蠕動《ぜんどう》運動を起こしていることがわかっています。腸内のセロトニンの分泌を助けているのが腸内細菌ですが、腸内細菌は、同時に脳内のセロトニンの前駆体《ぜんくたい》（脳内のセロトニンがつくられる前段階の物質）をつくる働きもしています。

このように**セロトニンは、脳にも腸にも影響する物質**なのです（セロトニンは日の光を浴びることで分泌されますが、食事での増やし方については、後で説明します）。

脳と腸に働く食品と栄養成分

脳の活性化のために積極的にとりたいのが、次の食品や栄養成分です。

ただし、食べすぎはダイエットだけでなく、脳にとってもNGですので注意が必要です。

①脳に直接働きかける「オメガ3（n－3系）脂肪酸」

最近はメディアやドラッグストアなどでも、EPA《イーピーエー》やDHA《ディーエイチエー》といった名称を目にすることが増えてきました。

ＥＰＡの正式名称はエイコサペンタエン酸、ＤＨＡはドコサヘキサエン酸で、いずれも、常温では固まらない不飽和脂肪酸のうち、**「オメガ3（n－3系）脂肪酸」**に分類される脂肪酸です。同じ不飽和脂肪酸の「オメガ６（n－６系）脂肪酸」とともに、脳内で重要な働きをしています。

オメガ３脂肪酸は魚や植物の油に含まれ、オメガ６脂肪酸は、オリーブ油などに多く含まれます。

これらは、脳の神経細胞の細胞膜をつくる材料であり、不足すると細胞膜の活性が落ちて、神経細胞同士のつながりができにくくなってしまいます。特にＥＰＡは、血液・血管の健康維持に重要な働きをすることがデータとしてわかっていて、高脂血症や閉塞性動脈硬化症の治療薬としても使用されているほどです。

オメガ3脂肪酸とオメガ6脂肪酸はバランスよくとることが重要ですが、近年、日本人が魚を食べなくなっていることから、オメガ3脂肪酸の摂取量が急激に減少しています。

オメガ3脂肪酸は、次の食品に多く含まれます。

・魚類：青魚（アジ、サンマ、サバ、イワシなど）
・アマニ油、エゴマ油
・クルミ　など

不飽和脂肪酸は熱に弱く、酸化しやすいという特徴があります。体内で不飽和脂肪酸が酸化すると細胞の機能低下が起こります。また、血液中では、酸化された不飽和脂肪酸を含む酸化LDL（コレステロール）が、動脈硬化の原因になったり、血栓の形成を促進したりと、健康を脅かす要因になります。

そのため、**不飽和脂肪酸を摂取するときには、できるだけ加熱せずに食べるのが理想**です。

不飽和脂肪酸の中では、オリーブ油が比較的酸化されにくいので、加熱料理にはオリーブ油を使うといいでしょう。アマニ油やエゴマ油は、サラダなど加熱しない料理に使用してください。

なお青魚はEPA、DHAを含むだけでなく、ミネラルの鉄も豊富ですので、ぜひ積極的にとってください（鉄については159ページ参照）。

②腸内環境を良くする「食物繊維」と「発酵食品」

腸内環境を良くするには、腸内の「善玉菌（有用菌）」を増やす食生活を心がけることが大切です。

ポイントは、「善玉菌のエサとなるものをとる」ことと、「善玉菌そのものをとる」ことです。

善玉菌のエサ＝食物繊維をとる

腸内環境に良い影響を与える栄養成分の代表が「食物繊維」です。

食物繊維は、水に溶ける「水溶性食物繊維」と水に溶けない「不溶性食物繊維」に分けられます。

善玉菌のエサになるのは主に水溶性食物繊維です。善玉菌はそれを発酵することにより、「短鎖脂肪酸」という有機酸をつくり出します（「短鎖脂肪酸」は腸内環境を良くするだけでなく、健康に寄与《きよ》することがわかってきています）。また、不溶性食物繊維は水分を吸収して膨《ふく》らんで、便のカサを増して便通を促します。

水溶性食物繊維が含まれる食品には、大麦などの穀類、玉ネギ、ゴボウなどの野菜類や豆類、キウイフルーツなどの果物、ワカメ、コンブなどの海藻類などがあります。また、玉ネギやゴボウなどに豊富に含まれる「オリゴ糖」も善玉菌のエサになります。

今の日本人の食生活では食物繊維が不足しがちなので、特に積極的にとる必要があります。野菜は生だけでなく、蒸したり焼いたりして食べてみてください。食べる量を増やすことができます。

善玉菌を発酵食品でとる

善玉菌の代表が「乳酸菌」や「ビフィズス菌」、「酪酸菌」などです。これらの菌は食事やサプリメントでとることが可能です。

②でも触れましたが、近年、ビフィズス菌や酪酸菌が水溶性食物繊維などをエサに腸内でつくり出す「短鎖脂肪酸」（酢酸、酪酸など）が、健康に大きく影響していることがわかってきて、注目されています。

乳酸菌やビフィズス菌などの善玉菌は「**ヨーグルト**」のほか、味噌や漬物、キムチ、納豆、チーズなどの「**発酵食品**」でとることができます（酪酸菌は食品にはあまり含まれませんが、サプリメントで摂取できます）。これらは毎日とることが大切です。

③セロトニンを増やすトリプトファン

脳にも腸にも作用するセロトニンは、体内でつくり出すことができない「**必須アミノ酸**」のトリプトファンからつくられます。セロトニンを増やすにはトリプトファンを補う必要があるのですが、必ず食べ物からとらなければならない、ということです。

トリプトファンが含まれる食品は次のとおりです。

特におすすめしたいのが、**赤身の魚**と**豆類**です。

・魚類：マグロ・カツオの赤身、鮭
・肉類：豚肉、牛肉、鶏肉
・大豆製品：納豆、豆腐、豆乳
・乳製品：牛乳、チーズ、ヨーグルト
・その他：玄米、そば、バナナ、ブラックチョコレート

④認知機能低下を防ぐ鉄

ビタミンと同様に、体の機能の維持・調節に欠くことのできないものがミネラルです。栄養成分の分解や合成・代謝のために働く酵素の活性を高めるなどの作用があります。

ミネラルのうち、脳への影響で注目したいのが「鉄」です。血液中の赤血球に含まれ、全身に酸素を運搬するヘモグロビンは、「ヘム（鉄）」と「グロビン」というたんぱく質でできています。鉄が不足すると、酸素を運べなくなって貧血になるだけでなく、疲れやすくなり、活動性が低下します。

また、鉄が不足すると認知機能が低下しやすく、世界保健機関（WHO）は、**「鉄を補給す**

ることは、認知症に対するもっとも費用対効果のよい治療法である」と推奨しています。

実際に、鉄が欠乏することで、呼吸が浅くなり、パニックを起こしやすくなります。鉄はセロトニンとドーパミンをつくる酵素の活性を高める役割もしているので、鉄の欠乏で、セロトニンとドーパミンという重要な物質がつくれなくなってしまうのです。

鉄は、鉄製の鍋やヤカンを使用することで補給することもできますが、次の食品に多く含まれています。

・肉類：牛や豚の赤身肉・レバー
・魚類：マグロ・カツオの赤身
・貝類：アサリ、シジミ、カキ
・野菜：ほうれん草、小松菜、枝豆、そら豆
・その他：豆乳、鶏卵、ゴマ

なお、食品に含まれる鉄には2種類あり、動物（肉類や魚類）の血液や筋肉に含まれる鉄は

「ヘム鉄」、野菜に多く含まれる鉄は「非ヘム鉄」です（貝類には両方の鉄が含まれています）。ヘム鉄のほうが非ヘム鉄に比べて鉄としての吸収率が高いので、**効率的に鉄をとりたいのであれば、ヘム鉄をとる**ほうがいいでしょう。

栄養補助食品を活用する

栄養は食品からとるのが基本ですが、料理法によって栄養成分が損なわれてしまったり、毎食摂取するのが難しい場合も少なくないはずです。

そんなときに、積極的に活用してほしいのが**栄養補助食品（サプリメント）**です。

私自身、いろいろなサプリメントを試しています。この「いろいろ試す」が大切で、食事の重要性を再認識し、自分の体と食事との関係についての体感力がついてきます。つまり、何を食べると体の調子がいいのか悪いのかを感じ取ることができるようになるということです。

私が愛用しているサプリメントは、ホタテから高精度に精製された**「プラズマローゲン」**がとれるものです。

このサプリメントはＤＨＡやＥＰＡも含んでいて、神経細胞の膜成分、特に脳の白質の老化防止と再生に役立つと予測しています。実際に九州大学の認知症患者に対する研究でも成果を上げています（*11）。また、プラズマローゲン欠乏症は、発達障害など脳機能の低下を引き起こすことも示唆されています（*12）。

*11：Udagawa J, Hino K. Plasmalogen in the brain: Effects on cognitive functions and behaviors attributable to its properties. Brain Res Bull. 2022 Oct 1;188:197-202. doi: 10.1016/j.brainresbull.2022.08.008.

*12：Fujino T, Yamada T, Asada T, Tsuboi Y, Wakana C, Mawatari S, Kono S. Efficacy and Blood Plasmalogen Changes by Oral Administration of Plasmalogen in Patients with Mild Alzheimer's Disease and Mild Cognitive Impairment: A Multicenter, Randomized, Double-blind, Placebo-controlled Trial. EBioMedicine. 2017 Mar;17:199-205. doi: 10.1016/j.ebiom.2017.02.012.

脳をリブートする方法3

使いすぎた脳のキャッシュを削除する

キャッシュを削除して脳内に空きスペースをつくる

パソコンやスマホを利用しているとき、最初はサクサクと気持ちよく動いていたのに、徐々に動きが遅くなっているように感じることがあります。

皆さんもご存じだと思いますが、これは、作業によって生じたデータ（**キャッシュ**）が溜まって、キャッシュメモリがいっぱいになっているときに起こる現象です（もちろん、ほかに原因があることもあります）。

キャッシュとは、アクセスしたサイトの情報や使用したデータなどを一時的に保存しておく技術です。これがあることで、毎回、一からデータを読み込む必要がなくなり、処理速度をぐんと上げることができます。

ところが、大量のデータが保存されている、つまりキャッシュが溜まっていると、必要なデータを探し出すまでに時間がかかってしまいます。そのため、逆に処理が遅くなってしまうという事態に陥ります。

この問題を解決するには、溜まっている**キャッシュを削除（クリア）して、メモリの容量に空きをつくる**しかありません。

脳においても、これとまったく同じ現象が起こりえます。

日々生活をしていく中で、仕事であっても遊びであっても、何か行動や思考をするたびに、それに関連するさまざまなデータが一時的に脳内に保存されます。

これが「短期記憶」で、脳の中には毎日、大量のキャッシュが溜まっていきます。その結果、知らず知らずのうちに、脳の動きが遅くなり、その機能が低下して、パフォーマンスも下がっていってしまうのです。

脳の機能低下、特にもの忘れに悩まされるとき、どうしても記憶（保存）するほうにばかり気を取られがちですが、実は、使いすぎた脳の不要なキャッシュを削除することが重要です。それだけで、脳が自然にリブートし、働き始めることもあるのです。

リモートワーク好きの人ほど、キャッシュが溜まっている

リモートワークの弊害については、中高年が抱える問題点として説明しました。ところが、実は、どこの会社や職場にも、一人や二人、リモートワークになったことで仕事の効率が上がる人がいます。

周りを気にしないでいいので、はっきりものを言えるようになったとか、オフィスでは仕事に集中できなかったのに、在宅では集中してどんどん仕事がはかどるようになったという人たちです。こうした例が、思いのほか多いのです。

106ページでも説明しましたが、リモートワークではどうしても、ONとOFFの切り替えが難しくなっていきます。リモートワークを好む人たちの多くは、もともとコミュニケー

ションが苦手だった人たちですが、同じことをずっとやり続けていても、変化をつける必要を感じません。

そのため、本来ONとOFFを切り替えることでクリアされる「不要な脳内キャッシュ」が、削除されません。そのままの状態で、ただただキャッシュが溜まり続けてしまいがち。

リモートワーク好きの人ほど脳内キャッシュが溜まっている可能性が高い、ということはぜひ覚えておきましょう。知らず知らずのうちに、仕事の効率が落ちてしまっているかもしれません。

脳内キャッシュを4つのカテゴリーに分別する

パソコンやスマホにおいて、キャッシュの削除は、快適な動作を続けるための基本中の基本です。ただし、キャッシュを削除する際には、気をつけなければならない重要なポイントがあります。それは、すべてのデータをまとめて消してしまわない、ということです。

キャッシュを削除する前には、溜まっているキャッシュを整理して分別するというひと手間が、とても重要です。これを怠ってしまうと、キャッシュミスが起こって、必要なデータを読み込むことができなくなる危険性があります。皆さんも、パソコンでキャッシュを削除しようとして、パスワードなどの必要なデータまで消してしまったという経験はないでしょうか。

キャッシュのチェックと分別は、不要なキャッシュを削除し、長期記憶を定着させるという、脳本来の機能を取り戻すために必要な作業です。

1日の終わりや朝いちばんに、メールチェックをする習慣がある人は少なくないと思います。そのときには自然とメールに優先順位を付けて、すぐに返信をする、しない、の判断をしているはずです。この判断をしっかりせずに、一時の感情に任せて返信をしてしまい、後悔した経験のある人も少なくないのではないでしょうか。

脳のキャッシュも、まずは整理をして分別することが大切です。

キャッシュを分別する際の基準となるもののひとつが、「やりたいか」「やりたくないか」という自分自身の「好奇心」です。好奇心を持たないまま、分別作業をしてしまうと、正しい判断ができなかったり、実はこの後の人生でとても大切なキャッシュを捨ててしまうという大事故にもつながります。

もちろん、好奇心が掻き立てられなくても、やらなければならないこともたくさんあると思います。ですから、ひとつの基準として、次の点をしっかり押さえておけば、難しく考える必要はありません。

それは、**その日（前日）1日の出来事＝キャッシュを振り返って判断する**――これだけです。メールチェックと同じですね。

私が脳内キャッシュを分別しているのは、次の4つのカテゴリーです。

①必要なキャッシュ

一時的な保存ではなく、長期記憶としてしっかりと残しておくべき記憶です。しっかり「振り返り」をすることで、長期記憶として定着していきます。

②捨てる（べき）キャッシュ

「すでに古くなっているキャッシュ」「解決済のキャッシュ」「今後使う予定がないキャッシュ」「興味のないキャッシュ」など、不要なキャッシュです。メモリの無駄遣いなので、できるだけ早く削除してしまうべきものです。

③今こだわっても解決しないキャッシュ

解決する必要があるものの、解決できないまま保存されているキャッシュほど、脳のストレスになるものはありません。その中で、「今、こだわって悩んでも解決しないキャッシュ」を抽出してみましょう。時間を置くことで解決する場合も少なくありません。

④簡単には解決できないネガティブなキャッシュ

自分自身で思い切った行動を起こさなければ、簡単には解決しない最悪なキャッシュです。解決するには、かなりのバイタリティが必要です。

このように、キャッシュを分別することで、脳は**ワーキングメモリ**の処理を迷うことなく素早く行うことができます。スムーズにキャッシュをクリアしたり、先送りしたり、長期記憶として保存したりできるようになり、目の前で見聞きした情報も自ずと素早く対応できるようになります。

脳は、使い方を意識するだけで自分自身で使いこなすことができる器官なのです。

1日の初めには前日のキャッシュのチェックを

では、キャッシュのチェックは、いつするのがベストなのでしょうか。

夜寝る前（寝る直前ではなく、寝る2時間前くらいまで）と朝起きたときの1日2回、できれば毎日同じ時間にチェックすることをおすすめします。

ただし、朝と夜で、その目的は異なります。

夜のキャッシュチェックは5分でかまいません。その日の出来事（キャッシュ）を振り返ります。ここでは一つひとつのキャッシュを厳密にチェックする必要はありません。

特に、ネガティブなキャッシュは、夜寝る前に深掘りしてはいけません。1日の終わりを迎え、エネルギーが残っていない状態で何か重大な判断をしようとしても、そのための判断力がすでにかなり落ちてしまっているからです。

また、夜はどうしても、「やらなければいけない」という気持ちがあり、脳が義務感を抱いているため、それが大きなストレスになってしまいます。

難しい判断は翌朝に回して、1日を簡単に振り返り、キャッシュの中でも、「今日はこんな面白いことがあったな」と、楽しいキャッシュのことを考えて、「明日を迎えたい」という気持ちで眠りにつくことを心がけましょう。


夕方からは特に、プラス思考で過ごすことが脳にとってはとても大切です。


ネガティブなキャッシュこそ、翌朝にチェックするのがコツです。

朝であれば、昨日のキャッシュを振り返って整理すると同時に、その日1日の自分の活動を考えることができます（私はこれを**「フィードバック」**と呼んでいます。これについては第3章でも説明します）。

しっかりと睡眠をとってからキャッシュチェックを行うと、一つひとつを正確に冷静に見ることができ、判断を間違えることがありません。より高い次元で「やるべきか」「やらないべきか」を判断できるようにもなります。

一つひとつのキャッシュを振り返りながら、今日は「これを先にやろう」「これはこうしよう」「これとこれを終わらせよう」と、好奇心を持って、前向きのスタンスでチェックできるはずです。

前日の振り返り↓分別↓フィードバック↓その日の行動という一連の作業を習慣にできれば、自分が今どんな状態で、何をして、何に好奇心を持ち、どこへ向かおうとしているのかを客観視する「自己認知」力を高める練習にもなります。

これは、ビジネスパーソンにとっては「成功のコツ」といってもいいくらい、重要な習慣です。

十分な睡眠が不要なキャッシュを削除する

不要なキャッシュをクリアするいちばんの方法は睡眠です。

131ページで、長期記憶の定着には睡眠が必須という話をしました。しっかりと睡眠時間をとることで、必要なキャッシュは長期記憶として脳に残っていきます。その一方で、ぐっすりと寝ることで、翌日の日中の活性が高くなり、それによって自然に不要なキャッシュ（捨てるべきキャッシュ）は消えていきます。

パソコンやスマホ同様に、キャッシュが溜まっていることが原因で、脳の働きが衰えているのであれば、十分な睡眠をとって、不要なキャッシュをクリアしてしまえば、ほとんどの問題が解決できるはずです。

解決しないキャッシュは先送りする

仕事関係のメールでも同じですが、キャッシュの中には、「今こだわって、ジタバタしても、けっして解決しないキャッシュ」があります。

これについては、**「先送りする」**のが基本です。あわてて判断することで、かえってマイナスになることも少なくありません。

「後で考えればいいや」と思うことで、キャッシュは確実に減っていきます。時間が解決してくれることも少なくないからです。

私のクリニックでも「イヤな考えばかりが浮かんで、よく眠れない」と訴える方が来られますが、それはまったく逆の話。よく寝ることで、不要なキャッシュは確実に減っていくのですから、寝る前には、「寝れば大丈夫」と自分の脳に言い聞かせて、しっかりと睡眠をとる——

それだけでいいのです。

ネガティブなキャッシュは好奇心でかき消す

先送りしたとしても、簡単には消すことができないキャッシュや、削除していいものか判断が難しいイヤなキャッシュもあります。こうしたネガティブなキャッシュこそ、「好奇心」の出番です。

どんなにイヤなことでも、「こうすれば解決するかも？」「こうしたら、逆によいものになるかも？」と、より強い好奇心を発動して、トライ＆エラーを繰り返してみましょう（私の子どもの頃のハゼ釣りと同じですね）。

それによって、「イヤなキャッシュ」（ハゼがなかなか釣れない）が消えるだけでなく、「楽しいキャッシュ」（明日はもっと大きいハゼが釣れるかもしれない）に変化することも、現実としてあります。脳の機能低下とハゼ釣りを一緒にするなんて……と思われた方もいるかもしれませんが、当時の私にとっては、「ハゼが釣れない」ことが最大の問題であり、ストレスだったのです。

脳にとって、何がストレスかは人それぞれです。だからこそ、他人が口を出せないのが難しいところでもあります。**正しい「自己認知」と「好奇心」が、キャッシュを分別する際に欠かせない**のはこのためです。

ON・OFFの切り替えで脳内キャッシュを溜めない

不要なキャッシュは削除することが大切ですが、溜めないことも重要です。

キャッシュというのは、脳が働かない状態、働かなくてもいい状態のときに増えていくものです。

脳を働かせておけば、キャッシュが増え続けることはありません。そのためには、165ページのリモートワークのところでも説明したように、**仕事や日常生活でのONとOFFの切り替えをしっかり行う**ことです。ON・OFFをこまめに切り替えると、脳の異なる部分（部位）が使われるようになるため、こまめに新しい情報に書き換えられて、キャッシュが残りづらくなるからです。

ON・OFFを切り替えるには、何か作業をするときに、「○時に始めて×時に終わらせる」

という時間制限を設けるのがコツです。

脳は本来怠けグセがあるので、「いつ始めてもいい」と言われると、いつまでも始めないし、「まだ終わらなくてもいいよ」と言われたら、いつまでもダラダラと続けてしまいます。それによって、不要なキャッシュが残り続けてしまうのです。

自分の意思でON・OFFを切り替える

ここで求められるのは、誰かの指示によって強制的にON・OFFを切り替えさせられるのではなく、**「左脳感情」に従って自分自身の意思で切り替える能力**です。

切り替え上手な人は、自分が今から何をしようとしているのか、何を終わらせようとしているのかを「具体的」かつ「明確」に意識しています。

今日1日、何時から何時までは仕事（または勉強）。それが終わったら、ここからここまでは遊びと、時間を意識してみましょう。きっぱり脳を切り替えることで、キャッシュが整理されて不要なものがクリアされると同時に、脳が働いて、より効率的に成果が得られます。

そして、「こうする」と決めたら、漠然と実行するのではなく、紙に書き出したり、声に出して言ってみると、脳に意思が伝わり、脳はそれを実行するためにしっかり働き始めるでしょう。パフォーマンスも一気に向上するはずです。さらに、ＯＦＦの時間もリラックスでき、心身ともに休まります。

脳の共感力を高める方法

自分を愛し他人を愛して、「愛される人」になる

誰もが持つ「モンスター化リスク」

好奇心のタネを見つけ、掻き立て、育てていくために、人とのコミュニケーションは欠かせません。そして、世代や立場の異なる多様な人たちとうまくコミュニケーションを取るために必要なのが、**脳の「共感力」**です。

共感力とは、自分を愛し他人を愛し、そして「誰からも愛される」能力といってもいいかもしれません。しかしこれがなかなか難しい。〝得難い能力〟といってもいいでしょう。

人生100年が現実となりつつある現代において、**「愛される人」になることは、人生をよ**

り豊かなものにするためにも大切な要素です。

ところが近年、ある意味、「誰からも愛される人」の対極にある、「モンスターペアレント」や「モンスター上司」「モンスタークレーマー」などの「モンスター」が、あらゆる場面に登場しています。高齢の男性に多いといわれる「キレる老人」も、流行語になるほどです。

モンスター化のリスクは、誰もが持つものです。あなたも、次の6つの設問をチェックしてみてください。

①対面している相手の目を3秒以上見られない
②すぐカッとなって、怒ってしまう
③他人の言動にイライラしやすい
④一方的な主張をしがち
⑤家族や友人、部下や同僚などの話を聞かない
⑥自分のスケジュールで周りを動かしてしまう

どうですか？　ひとつでも心当たりがあれば、あなたにはモンスター化の可能性があるということ。3つ以上当てはまったら、かなりまずい状況です。

過去の記憶や思い込みがモンスター化を助長する

モンスター化しやすい原因のひとつに、世代や立場の違う人とのギャップを埋められない、埋める方法がわからないという問題があります。

子どもの成績が悪い、プロジェクトが進まないなど、**「自分の理想」とは異なる事実に直面したとき、得てしてモンスター化が起こります。**

モンスター化する人の多くは、「自分にとって当たり前のことが他人にとっては当然とは限らない」という事実が理解できなくなっています。まさに、脳が働かなくなって、理解力や共感力が衰えている証拠ですね。

加えて、「情報不足」のために偏った情報で結論を出してしまうことで、人や物事に対する判断が一方的になって、トラブルを生んでしまうのです。

モンスター化を避けるために、仕事でも日常生活でも、話をする相手、特に年下の人と話をするときには、「経験」という自分だけの過去の記憶で話をしてはいけません。

これをやってしまうと、世代間ギャップだけではなく、立場や経験の違いがくっきりと明確になって、絶対に距離が縮まりません。

40代後半を過ぎると、ときに「経験値」が邪魔をします。それまでの経験が常識という名の固定観念（思い込み）になって、異なるものの見方を受け入れづらくしてしまうからです。

人の話を最後まで聞いて、相談相手になる

目指すは、世代や立場の違う人たちからも愛される人になることです。

職場やちょっとした集まりでも、みんなの気持ちを和ませたり、場を盛り上げる人がいます。

こういう人は、「聞く力」に長けている人です。

私はこれまで、いろいろな場所で講演をしてきましたが、一般の会社員の方とビジネスで成功している方とで、「話の聞き方」がまったく違うことに気づきました。

何が違うのか。ビジネスで成功している方はじーっと話を聞いています。実際にそういう

方々の脳画像を見ると、聞くための脳のエリア（これを「聴覚系脳番地」といいます）がすごく発達しています。

人は何よりまず聞く力がないと、考えたり感じたりすることができません。また、他人からも信頼されません。それは、好奇心だけでなく、新しい能力を得る機会を遠ざけてしまう結果にもつながります。

何気ない日常会話の中でも、意識して自分の経験をいったん脇に置き、相手の話をよく聞いてから、自分の話をすることを心がけましょう。

その場合も、相手の話をただ聞くだけでなく、その人の特徴や傾向、活動内容など多くの情報をキャッチしようとするといいでしょう。それによって少しずつ相手とのギャップを埋めることができるようになります。そして、人の話を最後まで聞いて、相談相手になりましょう。

本を読むときやニュースを聞くときも、ただその内容を受け取るのではなく、「これを書いている（話している）人はどんな人？」「この情報源は信頼できるの？」など、背景にあるものを考える習慣を持つようにすると、他人に対する共感力が高まります。そして、コミュニケーション能力が高まり、物事をより深く理解できるようになります。

同じ体験をすると脳の共感力が高まる

イベントや講演などに参加すると、参加者全員が同じ時間、同じ空間にいて、同じ体験をすることになります。これによって「記憶が同じ」になるので、「親近感」を醸し出すことができます。それによって、脳の共感力が高まり、同時に理解力も高まります。

愛される人になるために、より多くの人と、同じ体験をする機会をつくるといいでしょう。

ビジネスの現場でも、リモートで画面を通して行った会議は、会社や仕事場に集まって顔を突き合わせて行う会議に比べて理解度が落ちることがわかっています。リモートだと、伝わっているつもりで実は伝え切れていない、ということがありますが、そもそも脳の共感力が下がっているのです。

リモートワークの中、**チームや部門としてパフォーマンスを上げるには、「同じ体験」「同じ時間の共有」をどのようにつくり出せるかがポイント**になってくるでしょう。

自分の経験をさりげなく後輩に伝える

これは、私から皆さんへのお願いといってもいいかもしれません。

きょうだいが少なく、人との関わりが薄くなりがちな現代において、中高年の方々には人生の先輩として、ぜひ、よいことも悪いことも、自分の経験を身近な後輩（子どもや孫に限らず、仕事上の部下や趣味のサークルの若い仲間たちなど）に伝えてください。

大上段に語る必要はありません。「こんなことが楽しかった」「こんなことで考えさせられた」という、ちょっとしたエピソードでいいのです。

それが、後輩たちが新たに好奇心を掻き立てられるきっかけになるかもしれませんし、実は、後輩たちも先輩たちの話を好奇心いっぱいで聞きたがっているかもしれません。

そのためにこそ、「愛される人」になって、後輩たちとのポジティブな人間関係を構築していただきたいと思います。それが、今を生きる私たちの責任のひとつであると私は考えます。

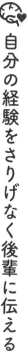

住んでいる場所や身の回りのものを誇りに思う

愛される人になるための大前提は、自ら周囲の人を愛すること。そのためには、**自分自身を愛すること**から始めなければなりません。

111ページの「好奇心のタネを見つける方法」でも説明しましたが、ここで大切なのが、自分の過去をしっかり振り返って、「自己認知」を深めておくことです。

人の相談相手になるということは、並大抵のことではありません。ときには、自分の過去や今をさらけ出す必要も出てきます。そんなときにも、ウソのない「自己認知」が必要です。

また、自分の過去を振り返るときには同時に、自分の過去や現在において、自分が住んでいる（いた）場所、身の回りにある（あった）ものなど、何かひとつでいいので、誇りに思えるものを見つけましょう。

そうすることで、自分に自信を持つことができる、自分自身を愛する気持ちが芽生えてくるはずです。そして、これまで自分に関係してくれた人、これからの将来関係してくれるであろう人たちを、より大切に感じ、愛することができるようにもなるでしょう。

困ったとき、悩んだときは人に頼る

どんなに仕事やプライベートが順調だったとしても、気分が落ち込んだり、体調がすぐれなかったりして、頭が働かないと感じることがあります。

そんなときに、自分の力だけでどうにかしようとすると、悩みや不安を一人で抱え込み、脳だけでなく、心も体もガチガチに固まった状態に陥りがちです。

そこでぜひ、頑張りすぎず、コミュニケーション能力を発揮して、**誰かに頼る**という習慣を身につけましょう。努力するのはもちろん悪いことではありませんが、どこかで線引きが必要です。

人に頼ることができる、あるいは頼れる人がいると思えるようになると、ダメージを受けたときの振れ幅を小さく抑えることができます。自分一人で抱え込んだら底なしのアリ地獄になりえたものが、浅い落とし穴程度で済めば、そこから這《は》い上がるのは簡単です。

「誰に頼っていいかわからない……」という人は、まずは身近な家族や友人、仕事仲間に小さな悩みを打ち明けたり、軽い相談を持ち掛けてみて、相手の反応を見ます。「自分のことを理解してくれている」「誠実で信頼できる」と思える相手を何人か見つけておくとより安心です。

日頃から、愛される人になることを心がけていれば、相談相手に困ることはないはずです。

ビジネスの世界では、仕事ができる人ほど、自分の得意／不得意を自覚して、苦手なことは、上手な人に任せてやってもらっています。

「キレる老人」にならないために

脳を衰えさせる要因に、「運動不足」と「孤独」がありました。そして、孤独な人はキレやすいこともわかっています。

「キレる老人」にならないためには、「運動不足」と「孤独」の両方を解消するのが理想です。

たとえば玄関を掃除するとき、玄関だけでなく家の周囲、マンションであれば廊下や階段あたりまで、掃除する範囲を広げてみてはどうでしょう。運動量が増えるとともに、近所の人と出会い、あいさつをして、会話をする機会も増えるに違いありません。

また、友人などを招いてホームパーティなどを開くのもいいでしょう。パーティに出すメニューを考えたり、普段とはちょっと違うおしゃれをしたり……。来客前には、部屋の掃除をしたり、料理をする際につま先で立ってみたり、体を動かすことを意識すると、まさに一石二鳥です。

こうした日常の一コマ一コマが、好奇心を掻き立て脳への刺激になるのです。日常生活でのワクワク感を、毎日毎日コツコツ積み重ねていきましょう。

怒りやイライラが収まらないときは、可能であれば、その場を離れ、トイレや化粧室に駆け込む、外に出るなどがおすすめです。

それでもダメなら**「深呼吸」**をしてみましょう（深呼吸の方法は２４９ページ参照）。深呼吸によって、感情の暴走は自然に抑えられます。

周りに流されない脳をつくる方法

インターネット・SNS情報は「好奇心」で選別する

情報は好奇心が芽を出す誘い水

好奇心の芽生え、脳の成長に欠かせないものがあります。それが「情報」です。

情報とは、五感から得るさまざまな「刺激」を意味します。情報（刺激）がなければ、自分が何にワクワクするのか、「好奇心のタネ」を見つけることすら容易なことではありません。

入ってくる情報が多ければ多いほど、多様な好奇心が掻き立てられ、脳も成長します。

今の時代、**インターネットやSNSは、「好奇心が芽を出す誘い水」として機能する、非常に有効なツール**です。しかし、それゆえ、**ネット社会には脳にとっての大きなワナ**が潜んでいるともいえます。

インターネット・SNS時代がもたらす「脳のワナ」

現代は、インターネットやSNSを使わずに過ごすことのほうが難しい時代です。大人から子どもまで、「スマホ依存」が社会問題になるほどです。

これは人類の長い歴史の中でも初めての事態。人間の本来の姿である「自然と交わる」ことの対極にあるといってもいい状況です。

デジタルに極端に偏った今のネット社会には、私たちが、せっかく芽生えた「好奇心」を見過ごし、脳の機能を低下させる「5つのワナ」が潜んでいます。

脳のワナ① 脳の使い方がアンバランスになる

インターネットやSNSなどから得られるデジタル情報は、主に文字や画像、動画や音声で、そこから獲得する刺激は視覚・聴覚のごく一部に偏り、全身の感覚（五感）を通じて得る刺激は極端に少なくなっています。**現代人は脳の使い方がすごくアンバランスになってしまってい**

るわけです。

脳には、繰り返し何度も使う部分は鍛えられ、使われない部分は休眠状態になるという性質があります。脳の使い方がアンバランスになって休眠状態の部分ができると、目の前にある情報を、情報として認識しない（できない）ということが起こります。

その結果、何に対しても好奇心が失われ、家族や友人、仕事相手と話をしていても、目の前の人の微妙な表情の変化（怒りや疑問など）に気づくことができなくなり、それによって、トラブルが生じてしまうこともあるのです。

脳のワナ② 情報に慣れて、「好奇心」の感度が鈍ってくる

インターネットやSNSには、私たちの好奇心を刺激するさまざまな情報が用意されています。しかも、その種類も数も膨大なうえ、手を替え品を替え、途切れることがありません。

このような情報の雨を浴びることで、当初は「好奇心が芽を出す誘い水」として機能していたものが、徐々に慣らされてしまいます。情報の雨を浴びることが習慣となり、**情報に対する感度も、「好奇心」の感度も鈍ってしまう**のです。

ところで、あなたは一度チェックした製品の類似商品が、他のサイトを見たときに自動的に表示され、ついクリックして買ってしまった、という経験をしたことがないでしょうか。これは、好奇心を刺激する仕掛けにみごとにハマってしまった例です。

一度見た情報は脳に記憶されます。そして、もう一度同じものを見ると、2回目の情報が1回目のものと同じものかどうか、脳内で確認作業が始まります。

こうした情報の確認を何度もすると、その記憶が「体験記憶」となって脳に定着します。すると脳は、その情報に親近感を覚え、それを選択しやすくなってしまうのです。このことは、商品の購入だけでなく、ネット中毒全体の構造ですから、注意が必要です。

脳のワナ③ リセットができない

一度ネット中毒やゲーム中毒になってしまうと、やめたい、でも、やめられない……を繰り返す状態に陥ります。

私たちの脳は、何かにのめり込むと自分の好奇心を満たすことが最優先になり、ほかのことはどうでもよくなってしまいます。極端な場合、食事も、寝る時間も関係なくなってしまうことも少なくありません。

スマホに熱中しているときの脳は覚醒レベルが低く、脳全体の働きが著しく低下しているため、それを補うように、強い覚醒・興奮作用を持つアドレナリンやドーパミンが放出されます。そして、脳がこれらの刺激に慣れてくると、好奇心のレベルではなく、ただただ強い刺激を欲しがるようになり、スマホを手放せなくなってしまうのです。

いちばんの問題は睡眠時間の削減です。先に説明したように、睡眠と覚醒によって体内時計はリセットされるようにできています。

ところが、深夜までネットで情報を見たりゲームをしたりしていると、このリセットができません。パソコンやスマホは、夜になったからといって自動的に電源が切れるわけではないので、自分でやめようとしない限り、**脳をリセットすることができない**のです。これでは脳にはキャッシュが溜まり放題、ということになってしまいます。

脳のワナ④ 依存しやすい

脳のリセットができない状態が続くと、**ネットに依存する〝脳のクセ〟**が確立されてしまいます。依存とはまさに、自分を抑えられない状態です。

依存の対象になるものには、買い物やギャンブル、ゲームなどいろいろありますが、インターネットやSNSはその代表といえるでしょう。

脳のワナ⑤ 脳を怠けさせる

現代社会では、スマホやパソコンは、通信機能や情報ツールとしてだけでなく、脳の重要な働きのひとつである**「記憶装置」**としても大活躍しています。

かけたい相手の電話番号を記憶しているだけでなく、辞書代わりに漢字を調べたり、ちょっとした計算ですらスマホやパソコンの計算機能に頼ったりしてしまうことで、脳にはすっかり怠けグセがついているのです。

「スマホ脳」では好奇心は芽生えない

あなたが「スマホ」を見るのはどんなときでしょうか。何か目的を持って見ている時間は全体のどのくらいですか?

多くの人が、やることがないから、あるいは、ゲームをしたいから、という理由でスマホを使っているのではないでしょうか。

こうした使い方では、本来の「好奇心」が芽生えることはありません。奇跡的に偶然、「好奇心のタネ」を見つけることができるかもしれませんが、その奇跡に賭けるには、これまで説明してきたようにリスクが高すぎるのです。

また、日常的にスマホを使うということは、常に小さい画面で文字や画像を見続けていることになります。ここにもリスクがあります。

テレビの良さというのは、画面が大きいことです。大画面テレビを見るときには、映画館の大スクリーンで映像を見るときのように、眼球を上下左右に動かします。

ところがスマホは画面がとても小さい。目を開けているだけで、眼球を動かして情報を取らなくても済んでしまいます。画面が大きければ大きいほど、脳にとってはいいのです。

繰り返しますが、**「スマホ脳」で、脳の成長を促すような好奇心が生まれることはありません。**かえって、これまで培ってきた能力をダメにしてしまう危険性すらあります。スマホはあくまでもひとつのツールに過ぎないことを理解しましょう。

情報を選別するための「好奇心リセット」

インターネットやSNSで情報を入手する際には、「いつ」「どんな」情報に接し、自分の好奇心を満足させるために、「どれ」を採用するのか、という「決めごと」が必要です。ただしそれは、自分自身でトライ&エラーで探っていくしかありません。

情報を選別するために、皆さんに共通して実行していただきたいのが、**1日の中で、自分で自分の「好奇心」をリセットする**という作業です。

ペットと散歩をする、コーヒーを1杯飲む、仏壇にご飯を供える……そうしたルーティンが「好奇心」をリセットするよい機会になります。生きものと関わるというのは特にいいと思います。

私は犬を飼っているのですが、彼女はいつも「好奇心」いっぱいで、いつも同じ状態で接してくれます。それが、私自身の「好奇心」のリセットにつながっているような気がしています。

入ってくる情報を何でもかんでも受け入れて次々と手を出してしまうと、それが「好奇心」の感度を鈍らせてしまい、脳のワナに陥ることは先に触れました。

何も考えずに、来るもの拒まずに情報を受け入れていると、「左脳感情」に従ってやっていると思っていることでも、いつのまにか「右脳感情」に流されてしまっているということになりかねません。

情報を入手する前に、ちょっと息抜きをして「リセット」することで、その情報は本当に「左脳感情」に従って選んだものなのか、「やりたいこと」がより具体的に見えてくるようになります。情報の波に押し流されそうになっている自分を、1回冷ます必要があるということですね。

「好奇心」で選ぶとマイナスなことも楽しくなる

経験が増えると好奇心が増える

情報をきっかけに、自分の中の好奇心のタネを見つけて育てていくと、その好奇心を満足させるために、さまざまな経験を重ねるようになります。

すると、その経験が刺激となり、**新たな好奇心**が芽生えてきます。経験が増えると好奇心も増えていく——これが**好奇心の連鎖**です。

しかし、現実問題として、芽生えてくる好奇心をすべて育てて、満足させることはできません。また、芽生えた好奇心が、今の自分にとって本当に実現するに値するものかもわかりません。実行に移すかどうかは、判断が必要だということです。

自分で選んだ結果なら前向きでいられる

芽生えた好奇心を満たすために努力をしたり、多くの犠牲を払ったとしても、結果のすべてが「やってよかった」と思えるものばかりとは限りません。結果として、後悔が残ったり、自己肯定感を下げたりしてしまうこともあるかもしれません。

この場合、カギとなるのは、どの好奇心を育てていくのか、そのタネの段階から自分で選び、自分なりの方法でそれを実現したかです。

たとえ実行に移した結果がネガティブなものだったとしても、**「自分自身で選んだ」**という自負があれば、ポジティブに考えられ、前向きでいられるはずです。

失敗体験で新たな好奇心が芽生える

40代後半になって、たくさん人生経験を積んだつもりでいても、まだまだ間違った選択やミスをすることもたくさんあります。しかし、こうした失敗の繰り返しによって、新たな好奇心が芽生えることも少なくありません。**失敗体験こそ、脳がリブートするチャンス。**そう考えると、マイナスなことも楽しくなっていくから不思議です。

人生100年時代、40代後半を過ぎたとしても、まだまだ失敗を恐れる必要はありません。

＊

第2章では、いかに好奇心のタネを見つけて育てるか、そして、それによっていかに脳をリブートさせて成長を促すかについて説明してきました。

好奇心は大切に育てれば育てるほど、次々と新しい好奇心のタネが生まれてきます。その結果、あれもしたい、これもしたいと、抱え切れないほどの好奇心を手にしてしまうこともあるでしょう。

第3章では、私の独自理論である「**脳番地**」をもとに、45歳から脳を成長させるために、今のあなたにとって最優先で育てるべき「好奇心」について、その育て方とともに詳しく説明していきましょう。

Column

脳が衰える「やってはいけない」NG習慣

45歳を過ぎて脳が衰えていく要因には、長年にわたって続けてしまっている**悪習慣**があります。

習慣とは、日々の積み重ねですから、自分自身では間違いに気づきにくいことが大きな問題です。心当たりがある人は、これを機にやめていただきたいものです。

やってはいけないNG習慣①

休日をぼーっと寝て過ごす

仕事や学業に従事する人にとって、休日は心身を休め、リフレッシュするための大切な時間です。だからといって、だらだらとベッドの上で過ごしていては、好奇心が生まれることは絶対にありません。また、脳にとっては何の意味もないどころか、かえってマイナスです。

脳にとって理想の休日は、普段していないことをする、つまり、使っていない脳の部分を使うことです。普段デスクワークが多い人は、散歩をしたり、音楽を聴いたり。音楽を聴きながら体を動かしたりできればより理想的です。日常的に体を酷使している人は、読書をしたり、映画や動画を楽しんでもいいでしょう。

また、家族や友人、ご近所の方々など、職場などとは違う人間関係で会話や食事を楽しめば、好奇心も掻き立てられて、記憶に残るような1日となり、記憶力も向上するはずです。

やってはいけないNG習慣②
スマホを持って寝室に入る

寝る前にベッドの中で、スマホでメールをチェックしたり、動画を見てしまうという人は少なくないようです。

しかし、133ページでも説明したように、スマホのライトの明るさは、睡眠ホルモンの「メラトニン」の分泌を抑えてしまうため、入眠や熟睡を妨げます。

また、いったんスマホを見始めてしまうと、手放すことが難しくなります。**寝室に入る数時間前からスマホは手放しましょう。**

やってはいけないNG習慣③ 食事の時間が不規則

脳にとって、食事の時間はとても重要です。食事の時間が決まっていないと、概日リズム（132ページ参照）が乱れてしまうことがあるからです。

近年、朝食を食べない日本人が多いことが問題視されていますが、朝食は脳を覚醒させる働きのある一方で、食べないほうが頭がスッキリするという人もいます。

そういう人は、無理をして1日3食食べる必要はありませんが、食べる時間は整えたほうが、脳にとってはいいでしょう。

また、脳の神経細胞はグルコース（ブドウ糖）に敏感なので、食事と食事の間が空いてしまうと、血糖値が下がって脳がエネルギー不足になり、脳の劣化を招きます。

自分に合った食事時間を見つけましょう。

やってはいけないNG習慣④ お腹いっぱいまで食べる・飲む

食事の時間だけでなく、**食事の量も脳にとっては重要**です。お腹いっぱいの状態よりも、少し空腹を感じているときのほうが、仕事や勉強の能率が上がる体験をしたことはありませんか。

食べすぎや飲みすぎでお腹がいっぱいになると、脳に血流が回っていかず、イライラしたり気が散ったりして、脳の働きが衰えます。

甘いものの食べすぎも脳にはＮＧです。砂糖を摂取すると、脳内に「ドーパミン」が分泌されます。ドーパミンは、幸福感を高めたり、やる気を促す働きがあるホルモンですが、砂糖のとりすぎでドーパミンが過剰に分泌されて中毒になり、やめられなくなることもあります。

ただし、砂糖には脳をリラックスさせる効果もあります。長時間同じ仕事をした後にアメを1個なめるなど、脳の切り替えのために上手に使うといいでしょう。

やってはいけないＮＧ習慣⑤ 口を開けて呼吸する

人は呼吸をして生きていますが、呼吸はただ息を吸って吐けばいいというものではありません。

99ページで「酸素不足」の原因のひとつとして「口呼吸」を挙げました。口呼吸は、鼻呼吸に比べて1回の酸素の吸入量が低下し、二酸化炭素の排出量は多くなります。その結果、全身への酸素の供給量が少なくなって、脳だけでなく、全身の不調を引き起こします。また、睡眠障害の原因になることもあります。

口呼吸に加えて長時間マスクをすれば、よりいっそう、脳が低酸素状態になるのは当たり前ですね。

口呼吸を自覚して、鼻呼吸にするために口にテープを貼って寝ようとする人がいますが、いきなりこれをやるのは自殺行為のようなことにもなりかねません。なにしろ鼻呼吸ができないために、口を開いているのですから。

無理をすることなく、徐々に、鼻呼吸に慣れるように意識していきましょう。

口を閉じていると息苦しくなって90秒も我慢できない、口を閉じて片方の鼻腔を押さえて、他方の鼻だけで息を吸うときに引っ掛かる、などの自覚症状がある人は、鼻《び》中隔弯曲症《ちゅうかくわんきょくしょう》や肥厚《ひこう》性《せい》鼻炎のために、鼻腔自体が狭くなって鼻呼吸ができていない可能性があります。一度専門医に相談してみるといいでしょう。

第3章

脳番地別「好奇心脳」の育て方・使い方

脳は「番地」ごとに成長する

能力を司る「脳番地」という発想

ここまで、好奇心と脳の関係、そして**「好奇心脳」**を手に入れる方法について解説してきました。

第3章では、少し切り口を変えて、私が提唱する**「脳番地」の考えに基づいた「好奇心脳」の育て方・使い方**について説明しましょう。

第1章で説明したように、人間の脳には個性があり、ひとつとして同じものはありません。

そして、そのことをより理解していただくためのヒントとなるのが「脳番地」という発想です。

脳は、神経細胞集団が集まってできており、それらの神経細胞集団にはそれぞれ異なる働きがあって、私たち人間のさまざまな能力を司っています。

また、神経細胞集団は、同じような働きをするもの同士が集まって脳内に存在しています。

これは、浅草かっぱ橋の道具街や築地の場外市場などを思い浮かべるとイメージしやすいかもしれません。

そして私は、**脳の中で同じタイプの神経細胞集団が集まっているエリアに「番地」を振って表現しています。それが「脳番地」**です。

8つの脳番地と機能を意識する

脳番地は、それぞれの神経細胞集団が集まる部位（場所）であると同時に、その働き＝機能も表現しています。

脳番地は左右の脳に約60ずつ、合計約120あります。脳には少なくとも120の機能があるということですが、そのすべてを理解する必要はありません。

皆さんにぜひ覚えておいていただきたい脳番地と機能は、次ページの図に示した8つです。

「考える」「伝える」「体を動かす」「感じる」「理解する」「聞く」「見る」「記憶する」など、私たちが日常的に使っている能力は、これら8つの脳番地と対応しています。

また、プロローグで説明した**「右脳感情系脳番地」**と**「左脳感情系脳番地」**の機能が異なるように、厳密には同じ脳番地でも、右脳と左脳でそれぞれ異なる機能を持っています（ここでは、右脳と左脳の違いについては、特に意識する必要はありません）。

8つの脳番地と機能を意識することは、「好奇心」の整理や選別をするうえでも、脳を成長させるうえでも、とても役に立ちます。というのも、**脳は番地ごとに成長する**からです。

人間の脳は、年齢や成長の段階によって、活発に成長する脳番地が移り変わっていきます。

生まれたばかりの赤ちゃんの脳は、まず運動全般に関わる「運動系脳番地」が発達し、続いて、見る・聞くに関係する「視覚系脳番地」と「聴覚系脳番地」、それから意思疎通に関係する「伝達系脳番地」が発達していきます。

8つの「脳番地」と機能

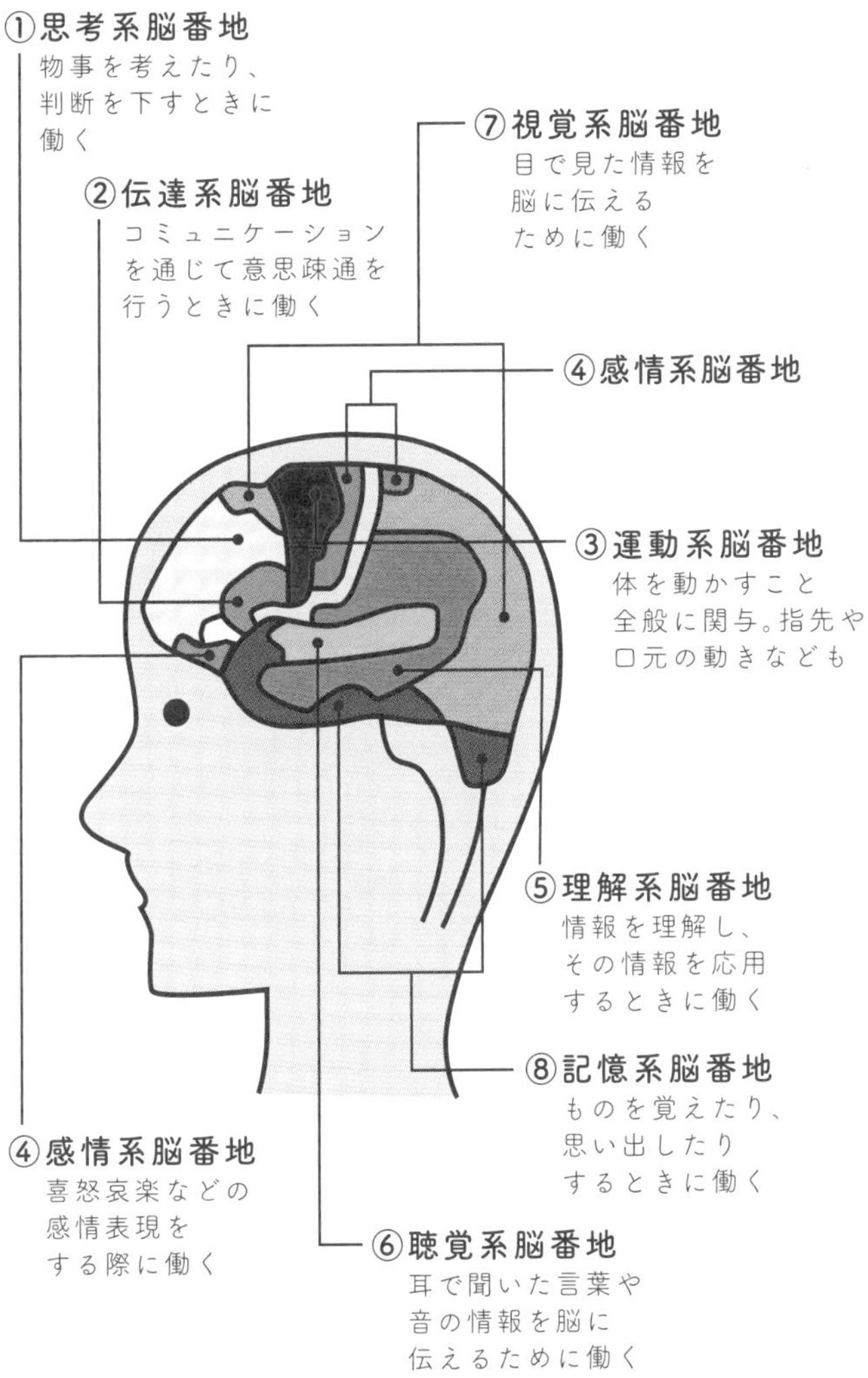
①思考系脳番地
物事を考えたり、
判断を下すときに
働く
②伝達系脳番地
コミュニケーション
を通じて意思疎通を
行うときに働く
⑦視覚系脳番地
目で見た情報を
脳に伝える
ために働く
④感情系脳番地
③運動系脳番地
体を動かすこと
全般に関与。指先や
口元の動きなども
⑤理解系脳番地
情報を理解し、
その情報を応用
するときに働く
⑧記憶系脳番地
ものを覚えたり、
思い出したり
するときに働く
④感情系脳番地
喜怒哀楽などの
感情表現を
する際に働く
⑥聴覚系脳番地
耳で聞いた言葉や
音の情報を脳に
伝えるために働く

子どもの脳が大人の脳になるのは30歳前後で、それ以降は個々の脳番地だけでなく、脳全体を使う応用力が伸びていきます。

日々の生活の中で、頻繁に使い、刺激し続けている脳番地は一生を通じて成長します。ところが、普段あまり使わない脳番地は休眠状態となり、未熟なまま成長することがありません。そして、それを放置しておくと、加齢とともに少しずつ衰えていってしまうのです。

脳の一部が壊れても、別の脳番地が成長・変化する

脳は、病気やケガなどで、その一部が病んでしまったとしても、「完全に不健康な状態にある」ということにはなりません。

MRI脳画像で見てみると、脳の一部が壊れていても、健康な部分もあることが確認できます。

脳は部分（脳番地）ごとに成長します。つまり、脳の病気や損傷で体の機能や能力の一部が不自由になったとしても、脳の別の部分（脳番地）を刺激し鍛えることによって、脳は成長し、

どんどん変化して、不自由な機能や能力を回復する可能性があるということです。
これこそが、**脳が示す「希望」**だと私は考えます。

「脳番地」を刺激して脳を活性化する

脳には「使い込んだ脳番地」と「使っていない脳番地」がある

どの脳番地をよく使っていて、どれを使っていないかは、職業や生活習慣、性格、好き／嫌いなどによって人それぞれです。

つまり、これまでの人生を反映して、あなたの脳には、「使っていない脳番地」と「使い込んだ脳番地」があるということです。

たとえば、電話での受付業務をしている人の場合、仕事中に人の話をたくさん聞いて会話をするので、「聴覚系脳番地」やコミュニケーション能力を担う「伝達系脳番地」が常にフル稼働して「使い込んだ」状態です。一方で、それ以外はあまり「使っていない脳番地」ということになります（もちろん、ほかの脳番地も使っていますが、わかりやすく説明しています）。

逆に、あまり人と話さずに黙々とパソコンでデータを打ち込むような仕事をしている人は、「視覚系脳番地」や「運動系脳番地」（手先を動かすのも運動系脳番地が関係しています）などが「使い込んだ脳番地」です。そして、座った状態で長時間仕事をしているので、「運動系脳番地」（足に関係する部分）や、「伝達系脳番地」「聴覚系脳番地」などが「使っていない脳番地」ということになります。

性格でも特徴が出てきます。

日ごろからよく考えて行動する人は「思考系脳番地」を「使い込んで」います。他人に対して感情を爆発させてしまう人は「感情系脳番地」を「使っていない」人です。

好き／嫌いも同様で、絵を描くのが好きな人は「視覚系脳番地」、音楽を聴くのが好きな人は「聴覚系脳番地」を「使い込んで」います。

こうした特徴を知ることで、自分は「どの脳番地を鍛えるべきか」が見えてきます。

ただし、使い込んだ脳番地が必ずしも成長し続けているとは限りません。これについては後ほどまた詳しく解説します。

体を動かすと脳番地が次々活性化する

第2章で、運動不足は脳にとって致命的という話をしました。その理由を脳番地的に説明しましょう。

脳番地には、別の脳番地とつながろうとする傾向があります。

もう一度、211ページの図を見てください。これを見るとわかるように、「運動系脳番地」と「視覚系脳番地」の間には、「理解系脳番地」が挟まるように位置しています。つまり、体を動かすとその刺激によって、「理解系脳番地」が連動して働きます。

たとえば、長時間座ってパソコンやスマホの画面を見続けるだけというのは、足腰を動かさないだけでなく、目も動かない状態です。その結果、「運動系脳番地」だけでなく、「視覚系脳番地」を使った動体視力も低下し、「理解系脳番地」も衰えて、理解力ががくんと落ちることを意味しています。

理解していなければ、「思考系脳番地」も働きません。五感からの情報がなければ「好奇心」は育たず、新しい刺激がなければ「感情系脳番地」も衰えていくでしょう。その結果として、「感情系脳番地」に隣接する「記憶系脳番地」も衰退していってしまうのです。

すべての脳番地の活性化にとって、まずは「運動系脳番地」への刺激、体を動かすことが欠かせないということです。

「運動が大事」という話をすると必ず、「わかってはいるけれど、できないんだよね……」と言う人がいます。そういう人たちの脳を調べてみると、左脳の「思考系脳番地」に未発達の部分が見つかることがあります。

この脳のエリアは「運動系脳番地に指令を出す」などの働きを持っており、「やる／やらない」のスイッチを切り替える役目をしています。

脳の切り替えができない人は、「思考系脳番地」が衰えて、スイッチを上手に切り替えられていないということです。まずはこの部分を鍛える必要があるでしょう。

ここで大切なのは、右脳感情に付帯して切り替わるのではなく、左脳感情から生まれる「好奇心」に従って、自分自身で切り替える能力です。

切り替え上手な人は、「自己認知」が明確で、自分が今から何をしようとしているのか、何を終わらせようとしているのかを「具体的」かつ「明確」に意識しています。目的がはっきりしないと、脳はどの脳番地を起動すればいいのか判断ができないのです。

「愛されるシニア」になるための好奇心

「これをやってみたい」という「好奇心」がなくなっていくと、使わない脳番地が増えてきます。また、高齢になるにつれて、加齢によって耳や目が衰え、体を動かすのもおっくうになりがちです。

すると当然、脳の機能が衰えていき、同時にものごとに対する理解力が低下し、感情的にはイライラしやすい傾向を示します。

つまり、年齢を重ねるにつれて、「視覚系脳番地」「聴覚系脳番地」「運動系脳番地」が衰え、ものごとや言葉を理解するのに関係する「理解系脳番地」と、感性や社会性に関係する「感情系脳番地」の働きも劣化してくるということです。また、老化によって「思考系脳番地」が萎縮し、怒りの感情を抑制することも難しくなります。これが**「キレる老人」**が生まれる原因です。

誰もが望む「愛されるシニア」になるために必要なもの。これもまた「好奇心」です。「好奇心」を持つことで、「脳」の働きだけでなく、あらゆることが良い方向に進みます。このことを意識して、「好奇心」が掻き立てられる人や物事を、自分自身で見つけてください。

その方法は第2章で詳しく紹介したとおりです。

「好奇心」で各脳番地を刺激する

あなたの脳番地ごとの好奇心度は？

ここで改めて、あなたの脳番地について考えてみましょう。

あなたは今、何に対して好奇心を持ち、その結果、どの脳番地が成長、あるいは衰退していると思いますか？

それを理解していただくために、222〜223ページのチェックリストを試してみてください。題して「脳番地別・好奇心度チェック」です。

224〜225ページの記入例を参考に、「現在の自分」と、自分がもっとも好奇心旺盛だったと思う「過去の自分」を思い出して○△×でチェックし、採点してみてください。過去の自分は、小学生でも中学生でも、社会人になってからでもOKです（設問ごとに異なる時期でもかまいません）。

このチェックリストでは、次の2つを確認することができます。

①今の自分がどのくらい好奇心を失っているか
②どの脳番地が成長し、どの脳番地が衰えているか

現在と過去の自分とで、それぞれの脳番地の合計点を比較してみると、子どもの頃に比べて、今の自分がいかに好奇心を失っているかがわかると思います。

まずは、この事実をしっかりと胸に刻む必要があるでしょう。

そしてもうひとつ、脳番地によって、点数（好奇心度）に高い／低いがあることもわかると思います。点数が高い脳番地が「成長している脳番地」、点数が低い脳番地が「衰えている脳番地」ということです。

今・昔
あなたの
好奇心度は？

脳番地別・好奇心度チェック

3）○＝2点、△＝1点、×＝0点として、①〜⑧の各脳番地ごとに、現在の自分と過去の自分の各小計（6点満点）を計算してください。

4）現在の自分と過去の自分の各合計点（48点満点）を算出してください。

脳番地	設問	現在の自分	小計	過去の好奇心MAXの自分	小計
① 思考系脳番地（考える）	アイデアや企画を考えているとワクワクする	○ △ ×	／6	○ △ ×	／6
	大量の情報をまとめるのが得意	○ △ ×		○ △ ×	
	行動するよりも考えることが好き	○ △ ×		○ △ ×	
② 伝達系脳番地（伝える）	文章を書いたり説明したりするのが好き	○ △ ×	／6	○ △ ×	／6
	人前で話すのが得意	○ △ ×		○ △ ×	
	友だちや同僚と会うのが楽しみ	○ △ ×		○ △ ×	
③ 運動系脳番地（体を動かす）	物づくりや手を動かす細かい作業が好き	○ △ ×	／6	○ △ ×	／6
	気軽にパーティやイベントに参加する	○ △ ×		○ △ ×	
	こまめに動く、フットワークが軽い	○ △ ×		○ △ ×	
④ 感情系脳番地（感じる）	毎朝、今日は何をしようかなと考えるのが楽しい	○ △ ×	／6	○ △ ×	／6
	感情が豊かだ（と言われる）	○ △ ×		○ △ ×	
	やってみたいことがある	○ △ ×		○ △ ×	

以下の手順でチェックを進めてください。

1）現在の自分について、各項目で、当てはまる場合は○に、だいたい当てはまる場合は△に、当てはまらない場合は×に印をつけてください（224ページの記入例参照）。

2）これまでの人生で最高に好奇心旺盛だったと思う年代（小中高大の学生時代でも、社会人になってからでもOK。設問ごとに異なる時期でもよい）を思い出して、同様にチェックしてください。

あなたの好奇心度は？		現在合計		過去合計	
⑤ 理解系脳番地（理解する）	場の空気を読むのがうまい（と言われる）	○ △ ×	／6	○ △ ×	／6
	新しい情報や技術にすぐに適応できる	○ △ ×		○ △ ×	
	部屋や机の中の整理が得意	○ △ ×		○ △ ×	
⑥ 聴覚系脳番地（聞く）	よく人の相談にのる／相談される	○ △ ×	／6	○ △ ×	／6
	日常的に音楽を聴いている	○ △ ×		○ △ ×	
	言われたことは忘れずに対応できる	○ △ ×		○ △ ×	
⑦ 視覚系脳番地（見る）	家族や友人の変化に敏感	○ △ ×	／6	○ △ ×	／6
	よく人物や景色の写真を撮る	○ △ ×		○ △ ×	
	見たものを再現するのが得意	○ △ ×		○ △ ×	
⑧ 記憶系脳番地（覚える）（思い出す）	家族や友だちの誕生日は忘れない	○ △ ×	／6	○ △ ×	／6
	知識を自慢できるものがある	○ △ ×		○ △ ×	
	小さい頃のことをよく思い出す	○ △ ×		○ △ ×	
			／48		／48

今・昔
あなたの
好奇心度は？

脳番地別・好奇心度チェック〈記入例〉

	脳番地	設問	現在の自分	小計	過去の好奇心MAXの自分	小計
①	思考系脳番地（考える）	アイデアや企画を考えているとワクワクする	○ (△) ×	3/6	(○) △ ×	5/6
		大量の情報をまとめるのが得意	○ △ (×)		(○) △ ×	
		行動するよりも考えることが好き	(○) △ ×		○ (△) ×	
②	伝達系脳番地（伝える）	文章を書いたり説明したりするのが好き	○ (△) ×	3/6	○ △ (×)	4/6
		人前で話すのが得意	○ (△) ×		(○) △ ×	
		友だちや同僚と会うのが楽しみ	○ (△) ×		(○) △ ×	
③	運動系脳番地（体を動かす）	物づくりや手を動かす細かい作業が好き	(○) △ ×	3/6	(○) △ ×	5/6
		気軽にパーティやイベントに参加する	○ △ (×)		○ (△) ×	
		こまめに動く、フットワークが軽い	○ (△) ×		(○) △ ×	
④	感情系脳番地（感じる）	毎朝、今日は何をしようかなと考えるのが楽しい	○ △ (×)	3/6	(○) △ ×	5/6
		感情が豊かだ（と言われる）	(○) △ ×		○ (△) ×	
		やってみたいことがある	○ (△) ×		(○) △ ×	

■ 記入例

あなたの好奇心度は？	項目	現在合計（○ △ × から選択）	過去合計（○ △ × から選択）
⑤ 理解系脳番地（理解する）	場の空気を読むのがうまい（と言われる）	×（丸囲み）	◎
	新しい情報や技術にすぐに適応できる	△（丸囲み）	◎
	部屋や机の中の整理が得意	◎	◎
	⑤ 小計	3/6	6/6
⑥ 聴覚系脳番地（聞く）	よく人の相談にのる／相談される	△（丸囲み）	△（丸囲み）
	日常的に音楽を聴いている	△（丸囲み）	△（丸囲み）
	言われたことは忘れずに対応できる	◎	△（丸囲み）
	⑥ 小計	4/6	3/6
⑦ 視覚系脳番地（見る）	家族や友人の変化に敏感	◎	◎
	よく人物や景色の写真を撮る	△（丸囲み）	△（丸囲み）
	見たものを再現するのが得意	△（丸囲み）	◎
	⑦ 小計	4/6	5/6
⑧ 記憶系脳番地（覚える）（思い出す）	家族や友だちの誕生日は忘れない	△（丸囲み）	◎
	知識を自慢できるものがある	◎	◎
	小さい頃のことをよく思い出す	◎	△（丸囲み）
	⑧ 小計	5/6	5/6
合計		28/48	38/48

人によっては、年齢に関係なく、若いときから興味が持てない分野（使っていない脳番地）もあるし、年齢を重ねることで好奇心が掻き立てられるようになった分野（使うようになった脳番地）もあるはずです。

そんな変化にも目を向けながら、自分が今、足りていない好奇心の分野（衰えている脳番地）を確認してみてください。思わず納得してしまう結果になっているのではないでしょうか。

「好奇心」が失われていることに気づかないまま、この後の人生を送ってしまうと、さらに使わない脳番地が増えていきます。さらに加齢による耳や目の衰えも加わってくるでしょう。そうなれば、記憶力や認知機能の低下もさることながら、「キレる老人」まっしぐらです。

何年かに一度、定期的に「脳番地別・好奇心度チェック」にトライしてみると、その時々の自分の好奇心度、脳の成長度を確認でき、刺激になるのではないでしょうか。

脳番地を鍛えるために好奇心を利用する

面白いもので、それまで使っていなかった脳番地を使うようになると、それに伴って考え方や行動パターン、さらには能力やスキル、性格といったものも変化していきます。

「今のあなた」は、過去から現在まで、あなたがどの脳番地を使ってきたか／使わなかったか、その結果が表れているにすぎません。そして、この後の人生で、使う脳番地を変えたり、使い方を変えたり、あるいは使う脳番地を増やしたりすることで、それに見合った「新しい自分」が表れ始めます。今からでも、理想の自分になることができるのです。

脳番地ごとの鍛え方を考えるうえでも、カギを握るのは「好奇心」です。

第2章で、いかに好奇心のタネを見つけ育てていくか、好奇心によっていかに脳をリブートしていくかという話をたくさんしました。

「脳番地別・好奇心度チェック」で、自分が今、何に「好奇心」を掻き立てられるのか／掻き立てられないのかを確認したら、今の自分に足りないもの、好きなもの／嫌いなものなどを振り返ってみてください。それによって、「自己認知」を深めることができるでしょう。

そして自分自身のことが見えてきたら、人生の後半に新たな能力を伸ばし、毎日が楽しいといえる人生を送るために、「好奇心」をフル活用してみるのです。

脳番地への「好奇心」アプローチ法には2つある

先の「脳番地別・好奇心度チェック」で点数が低かった脳番地、つまり「衰えている脳番地」については、次の2つの理由が考えられます。

①長年「使っていない」ために衰えている
②長年「使い込んで」マンネリ化している

「使っていない」理由の多くは、専門外であったり、苦手意識や嫌いだったためなどが考えられます。

一方で、「使い込んでいる」理由の多くは、仕事や家事で専門性があったり、趣味などで得意だったり好きだったりしたためと考えられます。毎日の仕事や家事であるため、同じことを同じやり方でずっと繰り返してきた結果、脳がすっかりマンネリ化して成長を止めてしまっているのです。

これらの脳番地を活性化するには、次の2つの方法が考えられます。

①使っていない脳番地に「好奇心」でエネルギーを注ぐ
②使い込んでマンネリ化した脳番地を、新たな「好奇心」で刺激する

「使っていない脳番地」に「好奇心」でエネルギーを注ぐことはもちろん大切ですが、意外と見落としがちなのが、「使い込んでマンネリ化した脳番地」です。日常的によく使っている脳番地にこそ、「好奇心」を発動して、これまで経験したことのない新たな刺激を与えてください。

職業別に例を挙げてみましょう。
長い間営業職で外回りをしていた人であれば、次の可能性が考えられます。

①使っていない脳番地：思考系脳番地（考えるより動く）、感情系脳番地（感情よりも動く）

②使い込んだ脳番地：運動系脳番地（移動が多い）、伝達系脳番地（顧客とのコミュニケーション）、聴覚系脳番地（顧客の話を聞く）、理解系脳番地（顧客の需要を理解）

もうひとつ例を紹介してみましょう。ＩＴ関係のエンジニアなどで、ほぼ1日中パソコンの前で思考を巡らせている人のケースです。

①使っていない脳番地：運動系脳番地（ずっと座り続けている）、伝達系脳番地（人とのコミュニケーションは不要）、聴覚系脳番地（音とは無縁）

②使い込んだ脳番地：思考系脳番地（常に思考している）、理解系脳番地（物事を理解する必要がある）、視覚系脳番地（画面の文字を見つめている）、記憶系脳番地（前の作業を覚えている）

どちらのケースも、まずは今抱えている「好奇心」の中から、使っていない脳番地（前者は思考系と感情系、後者は運動系、伝達系、聴覚系）を刺激するような「好奇心」を選んで実行してみます。使い込んだ脳番地については、今まで実行したことのない「好奇心」を発動すればいいのです（その脳番地にどの好奇心を発動するのが効果的かについては、次節で紹介します）。

あなた自身はどうでしょうか。「脳番地別・好奇心度チェック」の結果や、自分の仕事・日常生活を振り返って、使っていない脳番地と使い込んだ脳番地を書き出してみてください。

あなたの脳番地の状況は？

1 使っていない（苦手・嫌い）脳番地：

2 使い込んだ（得意・好き）脳番地：

追求すべき「好奇心」、捨ててもいい「好奇心」

「左脳（自己）感情」に従って「自己認知」を明確にし、自分が今「使っていない脳番地」「使い込んだ脳番地」を正しく判断・理解できれば、自分の刺激すべき脳番地、追求すべき「好奇心」、捨ててもいい「好奇心」が見えてきます。

あなたはどんな「好奇心」を発動して、脳番地を刺激しますか？

次に、いくつかおすすめの刺激法、「好奇心」の例を挙げてみました。ただし、大切なのは、あなた自身の「左脳感情」に従って実行する「好奇心」です。ぜひ、ご自身で見つけてみてください。

［脳番地別「好奇心」刺激法の例］

感情系脳番地

・「楽しかったことベスト10」を決める　・新しい美容院やネイルサロンを開拓する

・植物に話しかける　・周りの人にその日の出来事（印象）を伝える
※その他、第2章で紹介した「好奇心のタネを見つける方法」を参考にしてください。

思考系脳番地
・「1日の目標」（今日やりたいこと）をつくる　・家族など身近な人の長所を挙げる
・自分の意見に対する反論を考える　・これからの人生設計図をつくる

伝達系脳番地
・団体競技のスポーツに参加する　・創作料理をつくる
・カフェなどでお店の人に話しかける　・自分の気持ちを文章などで表現する

運動系脳番地
・利き手と反対の手で歯磨きする　・歌を歌いながら料理をつくる
・名画を模写する　・カラオケを振り付きで歌う

理解系脳番地

・10年前に読んだ本をもう一度読む　・部屋の整理整頓・模様替えをする

・おしゃれな人の服装をまねる　・地域のボランティアに参加する

聴覚系脳番地

・遠くのテーブルの会話に耳を澄ませる　・店で流れているＢＧＭの歌詞を聞き取る

・雨風や鳥の声など自然の音に耳を澄ませる　・ラジオを聴きながら眠る

視覚系脳番地

・パントマイムや無声映画を鑑賞する　・自分の顔をデッサンする

・写真を撮ってアルバムをつくる　・街ですれ違う人の背景を推測する

記憶系脳番地

・英語などの外国語を学ぶ　・歴史や漢字などの「暗記タイム」をつくる
・新語や造語を考える　・週末に翌週の自分の行動をシミュレートする

脳番地はネットワークで活動する

衰え始めた脳番地がわかったら、それらを個別に集中的に刺激して、鍛えることが可能です。とはいえ、脳番地はそれぞれが単体で活動しているわけではありません。**脳番地は別の脳番地とつながる傾向が強い**のも特徴です。

老化によって神経細胞が減ったり、衰えたりしている脳番地があったとしても、脳番地間のネットワークが成長すれば、細胞同士のつながりも強くなって、お互いをカバーしつつ、脳の機能は強化されていきます。

ネットワークでよくつながっている脳ほど、元気に活動するのです。

211ページの図を見るとわかるように、脳の前方（ヒトにおいてもっとも発達しているといわれる「**前頭葉**」）には、思考系、伝達系、運動系、感情系の4つの脳番地が位置しています。これらは主に情報を発信する〝アウトプット〟に関わる働きをする脳番地です。

一方、脳の後方部分（前頭葉以外）には、理解系、聴覚系、視覚系、記憶系と感情系の脳番地が分布しています。これらは主に、情報を取り入れて処理をする〝インプット〟に関わる脳番地です（「感情系脳番地」は脳の前後両方に位置し、アウトプットとインプットの両方に関わっています）。

後方の脳で情報を取り入れ、前方の脳で情報をアウトプットする。**脳の前方・後方に位置する各脳番地がネットワークでつながり、循環することで、私たちは能力を発揮することができるのです。**

脳へ情報をインプットする入り口として、他の脳番地と強力なネットワークを築いているのが「聴覚系脳番地」です。

私たちは他人の話を聞いたとき、まず「聴覚系脳番地」で音声としての言葉を認識し、「理解系脳番地」でその意味を理解します。そして、「思考系脳番地」や「感情系脳番地」で判断を下し、「伝達系脳番地」を通して自分の意思を伝えたり、「運動系脳番地」で行動を起こしたりするわけです。

もし、「自分がどの脳番地を刺激すればいいかわからない」「とにかくひとつだけ刺激するとしたらどこがいい？」と悩んでいる場合には、最初に、情報伝達の入り口としての「聴覚系脳番地」を刺激する好奇心（方法）を見つけましょう。

聴覚系脳番地の刺激法として、私がおすすめするのは、ラジオを聴くことです。音楽でも、DJ番組でも何でもいいのです。ランダムに聴いてみることで、ひとつくらい、また聴きたいなと「好奇心」を掻き立てられる番組と出合えるはずです。

「聴覚系脳番地」が継続的に刺激されると、脳番地間のネットワークはどんどん成長していきます。加えて、ラジオ以外の聴覚系脳番地刺激法を試してみることで、脳番地ごとのネットワークがさらに広がります。

記憶力が甦る「脳番地別・好奇心」活用術

「脳番地シフト」で脳疲労が消える

第2章で、中高年が抱える問題点のひとつとして、「脳疲労」を挙げました。

脳番地的観点からいうと、**強い疲労やストレスを感じたら、それは、「脳番地の切り替え時期」**と考えられます。「同じ脳番地をずっと使い続けていて限界です」という脳からのサインだからです。

こうした場合、どうするのがいいのでしょうか。

確かに、一日中酷使した脳番地は疲れ切っていることでしょう。しかし、その他の脳番地はほとんど使われておらず、まったく疲れてはいないはずです。

そこで活用したいのが「**脳番地シフト**」という考えです。

これはまさに、228ページで紹介した、「使い込んだ脳番地」「使っていない脳番地」への「好奇心」アプローチ法と同じ考え方です。

つまり、「脳番地シフト」とは、「使い込んだ(使いすぎた)脳番地」とは異なる、「使っていない脳番地」を刺激すること(酷使している脳番地を休ませるのです)。あるいは、「使い込んだ(使いすぎた)脳番地」の使い方を変えるということです。

たとえば、ずっとパソコンでデータの入力作業をしていて脳疲労を感じたら、立ち上がって歩いてみたり、デスクの周りを掃除してみたりするなど、違う「好奇心」を発動して、別の脳番地を使ってみるのです。

疲れていない脳番地を刺激すると、「疲れている」という意識を変えることができます。この場合、「運動系脳番地」にシフトするのがもっとも効果的です。

また、同じ作業をするのでも、ずっとキーボードだけを使っているようなら、時にはマウスを使った作業にチェンジする。あるいは、目で数字を追うだけでなく、数字を声に出して読み上げる（自宅作業に限られますね）など、「やり方」を変えてみることも有効です。

プライベートの時間には、左脳感情に従って、まさに「やりたいこと」をすることで、仕事とは別の脳番地を使うことにつながるでしょう。

「フィードバック」は記憶力の向上にも最適

記憶力と深く関係しているのが、「記憶系脳番地」です。

そして、記憶力を高めるためにおすすめしたいのが「フィードバック」です。「フィードバック」は、**最強の「記憶系脳番地トレーニング」**だからです。

方法はいたって簡単です。前日の出来事（キャッシュ）を振り返り、今日やりたいことを考える――ただそれだけです。

第2章の「キャッシュチェック」のところで説明したように、できれば毎朝同じ時間に行うのが理想ですが、もっと軽い気持ちで、通勤や散歩の時間など、歩きながら考えるのもいいでしょう。

移動しながら、「自分は何をしているときが楽しいのかな」と思考を巡らせたり、周囲に目を向けて「公園の花が咲いたな」などと、好奇心を掻き立てられるような〝新しい発見〟をしてください。それが「記憶系脳番地」を刺激し、記憶力を高めます。

朝の時間が取れない場合は、1日のうち5分でいいので、「今すぐビールを飲みたい」とか、「眠りたい」と思う、その手前の5分間を「フィードバックの時間」にしていただきたいと思います。

アルバムづくりで「記憶系脳番地」を刺激する

今や、誰もがスマホを使いこなし、日常的に写真を撮るようになりました。一億総カメラマン状態です（これによって「視覚系脳番地」を使い込んでいる人も少なくありません）。

「フィードバック」の方法のひとつとして、**写真を撮ってアルバムをつくる**ことをおすすめします。家族、そして自分自身のために、これからの自分史をアルバムに残していくのです。

スマホで撮った写真はデータで保存して、ときどきモニターやタブレットで見るという人がほとんどかもしれません。しかし、それだけでは「記憶系脳番地」は刺激を受けません。

プリントして、アルバムにまとめる、その作業が重要です。写真を見ながら思い出したエピソードなど、ちょっとしたコメントを書き留めておくと、より「記憶系脳番地」を刺激してくれます。

ときどき見返すことで、楽しかった記憶が甦り、好奇心が芽生えることもあるでしょう。

記憶力の低下は脳番地の連携でカバー

記憶には「知識の記憶」と「感情の記憶」の2種類があります。そして、前者は「思考系脳番地」、後者は「感情系脳番地」と密接に関係しています。

記憶力を高めるためにもっとも有効な方法は、「記憶系脳番地」を鍛えると同時に、「思考系脳番地」や「感情系脳番地」も刺激して、連携してカバーすることです。

思考力が高まると、記憶力を低下させる一因である海馬の働きも回復し、元の状態に戻っていきます。

「思考系脳番地」と「感情系脳番地」を同時に鍛える方法としては、家の中に閉じこもることなく、大勢の人とコミュニケーションを図ることです。そして、情報交換の機会を増やして「思考系脳番地」を強化し、多くの情報を得ることで好奇心を掻き立て、「感情系脳番地」を刺激すればいいのです。

この場合、リモートでのコミュニケーションでもいいのですが、できれば直接のほうが、入ってくる情報も多く、刺激もより強くなります。

記録と振り返りで自分の変化を確認する

「脳番地」を刺激する生活を始めたら、ぜひ実践してほしいのが、**今の自分を記録しておくこと**です。

私は、「もの忘れ」に悩む患者さんを指導するとき、最初に必ず顔写真を撮ってもらうようにしています。後日、ふたたび写真を撮って見比べてもらうためです。

脳の状態は不思議と顔つきに出るもので、半年後、1年後の顔と比べてみると、違いがはっきりわかります（何事もトライをした前後で比較することが大切です）。

記録の方法は以下のとおりです。

まず、実現したい「好奇心」をひとつ決めます。本を読む、ストレッチをする、自転車を漕《こ》ぐ、散歩をする、音楽を聴くなど、何でもかまいません。

それを1週間毎日やって、どんな変化が感じられたかを記録しておきます。そして、次の1週間はそれをまったくやらずに過ごし、感じられた変化を記録してみるのです。

記録方法は文字や写真、動画など、何でもいいのですが、漠然と記録するのではなく、できるだけ数値化するのがポイントです。本なら何ページ読んだか、何分読んだか、自転車漕ぎであれば、漕いだ時間や移動した距離を数字で残しておくのです。これで、後で振り返ったときに、自分の変化をありありと感じることができます。

記録をしたら、定期的に振り返ることが大切です。振り返ることで、「こうしたらもっとよいのでは？」という改善点が見えてきて、新しい好奇心が湧き上がってくるはずです（フィードバックですね）。そうしたら、次はそれを実行してみます。

「振り返り⬇フィードバック⬇行動」の前後に「記録」を加えて、「記録⬇振り返り⬇フィードバック⬇行動⬇記録」という一連の流れを習慣にすることで、トライ&エラーの経験を積み

重ねていくことができます。

この積み重ねが、今後の人生において大きな差となって表れてくることは間違いありません。

Column

今日から実行したい「脳が成長する」生活習慣

私たちの「**脳力**」（**能力**）は、生まれたときから準備されたものではなく、日常生活の中で脳を刺激し、鍛えることで身につき、伸びていきます。

本章の最後に、今日からぜひ実行してほしい、「**脳が成長する」生活習慣**を紹介しましょう。

脳が成長する生活習慣①

こまめに体や、足と口を動かす

脳を成長させるためには、まずは「**動くこと**」です。あなた自身はもちろん、ご家族や、会社・職場の部下や同僚などにも、ぜひ運動をすすめてください。

運動といっても、激しく体を動かす必要はありません。自主的にこまめに体を動かして、「運動系脳番地」を刺激することが、とても大事です。「運動系脳番地」を刺激するとストレス解消にもなります。午前10時と午後3時などと時間を決めて行うとより効果的でしょう。

ランチを買いに行く、荷物を出しに行くなど、外出の回数を増やすのも有効です。自然と交わるために、散歩やウォーキングも効果的でしょう。外に出て歩くだけで、足と目を使うため、「運動系脳番地」と「視覚系脳番地」が活性化します。

1日8000歩を目標に、50分から1時間歩くと、好奇心ややる気も出てきます。疲労回復、認知症の予防になるなど、〝いいこと〟ばかりです。ぜひ習慣にしてください。

リモートワーク・巣ごもり生活で起こりやすい「マンネリ脳」から脱却するには、**「足と口を動かす」こと**です。

特に足の10本の指1本1本を別々に動かしたり、土踏まずに刺激を与えましょう。足の裏には、多くのツボがあるだけでなく、脳の広い範囲とつながっているので大きな効果が期待できます。

「口を動かす」という意味では、**会話の回数を増やす**こともいいでしょう。

あえて必要のないことも、「脳への刺激のため」と意識して、オンラインや電話で会話をしてみるといいと思います。それを重ねていくことによって、リモートワークにおける「孤立化」

を避けることにもなります。

脳が成長する生活習慣②　ラジオを聴く

コロナ禍以降、自宅でラジオを聴く率が上がっているといいます。ラジオには脳を切り替える効果があるのです。音楽を聴くこともそうですが、人は無意識のうちに、自分自身の脳を切り替えることができるコンテンツに手を出すものなのです。

寝るときにも、タイマーをかけて**ラジオを聴きながら眠る**と、すんなりと入眠できることもあります。ぜひこの方法も試してみてください。

脳が成長する生活習慣③　ちょっとだけやり方を変えてみる

「マンネリ脳」から脱却するために、生活習慣で大切なのは、「**ちょっとだけやり方を変える**」ということです（脳番地シフトの日常版ですね）。

いつも通っている駅までの道を変えてみる、炊飯器をやめてお鍋でご飯を炊いてみるなど、些細《ささい》なことでいいのです。〝ちょっとだけ〟やり方を変えてみてください。それだけで、認知機能の向上にもつながります。

脳が成長する生活習慣④ 自然の中で情報をシャットアウト

脳にとっては、「鍛える」のと同じくらい、あるいはそれ以上に「休ませる」ことが大切です。

現代社会は、情報量が膨大で、脳は常に刺激を受け続けて、休めない状況だからです。

1日1回、脳を休めることを習慣にしましょう。それには、テレビやパソコン、スマホのない自然の中で、情報をシャットアウトするのがいちばんです。

脳が成長する生活習慣⑤ 1日3分のゆっくり深呼吸

日常の呼吸は「鼻呼吸」が基本ですが、脳へたっぷりと酸素を送るために、1日3分程度、ゆっくりと長い深呼吸をしてみましょう。

人は集中して何かをしているときに、知らず知らずのうちに呼吸が浅く、短くなっています。

これによって、脳が低酸素状態になり、衰えてしまうのです。

深呼吸すると呼吸筋が動くため、「運動系脳番地」への刺激にもなります。

深呼吸の方法は以下のとおりです。

1　丹田と呼ばれるへそ下5センチのところに手のひらを当てる

2　鼻から息を吸って、下腹を膨らませる（1～2秒）

3　ゆっくり口から息を吐く（15～20秒）

たったこれだけで、脳が変わります。コツは、吐く時間をできるだけ長くすることです。長く吐くことによって、全身の筋肉がゆるんでリラックスでき、ストレスも軽減します。

自分の呼吸を意識することは、「自己認知」の向上にもつながります。ゆったりと深い呼吸をしていると、対外的な心配事や悩み事などから思考が離れ、自分自身に意識が集中できるようになるからです。

Epilogue

「好奇心脳」が導く明るい未来

脳内科医であり脳科学者である私が、本書を通して皆さんに伝えたかったこと。それは、費用もかからず、道具もいらず、ただ子どもの頃からの素《す》の自分、「左脳（自己）感情」をしっかり大切に育てることで甦る**「好奇心」が、あなたの「脳」に、そして「人生」に、計り知れない影響と成果をもたらす**、という事実です。

私自身、今も日々、新しいことや経験に驚き、感動し、実感しています。

「好奇心」があれば、プロローグで紹介したような不安や悩みも、違う視点から考えられたり、ポジティブに捉えられたりして、自然に前に進むことができるようになるでしょう。

常に「好奇心」に刺激され、成長を続ける「好奇心脳」がもたらす未来は……。

1　好奇心脳で「記憶力」が向上する
2　好奇心脳で「仕事効率」が良くなる
3　好奇心脳で「コミュニケーション」にストレスがなくなる
4　好奇心脳で「毎日」が面白くなる
5　好奇心脳で「自分の成長」が楽しみになる

毎日が、いえ、人生そのものが思いどおりに好転し始めます。

最後にもう一度、3ページの問いに回答してみてください。5つでは足りないくらい、「やってみたいこと」が生まれてきたのではないでしょうか。
「好奇心脳」を手に入れたあなたのこれからの人生が、輝き続けることを心から願っています。

本書がその一助になれば幸いです。

2024年6月

加藤プラチナクリニック院長
脳内科医・医学博士
加藤俊徳

著者略歴

加藤俊徳

（かとう・としのり）


脳内科医、医学博士。加藤プラチナクリニック院長。株式会社「脳の学校」代表。

昭和大学客員教授。脳科学・MRI 脳画像診断の専門家。脳番地トレーニング、脳活性助詞強調おんどく法を開発・普及。14歳のときに「脳を鍛える方法」を知るために医学部への進学を決意。1991年に、現在世界700カ所以上の施設で使われる脳活動計測「fNIRS 法」を発見。1995年から2001年まで米ミネソタ大学放射線科でアルツハイマー病やMRI 脳画像研究に従事。発達障害と関係する「海馬回旋遅滞症」を発見。現在、小児から超高齢者まで、独自開発した加藤式脳画像診断法を用いて脳個性診断を行い、脳の成長段階、強み弱みを診断し、学習指導、適職相談など薬だけに頼らない治療を行う。

著書に『一生頭がよくなり続ける　もっとすごい脳の使い方』（サンマーク出版）、『1万人の脳を見た名医が教える　すごい左利き』（ダイヤモンド社）、『なぜうまくいく人は「ひとり言」が多いのか?』（クロスメディア・パブリッシング）など著書多数。

＊著者によるMRI 脳画像診断を希望する方はクリニックまで。

「加藤プラチナクリニック」公式サイト
https://nobanchi.com

「脳の学校」公式サイト
https://nonogakko.com

1万人の脳を見た名医が教える

好奇心脳

2024年7月29日　第1刷発行

著　者　加《か》藤《とう》俊《とし》徳《のり》

発行者　鈴木勝彦
発行所　株式会社プレジデント社
〒102-8641
東京都千代田区平河町2-16-1　平河町森タワー13階
https://www.president.co.jp/
電話　03-3237-3732(編集)／03-3237-3731(販売)

ブックデザイン・図版　TYPEFACE(渡邊民人・谷関笑子)
企画・構成　降旗正子(Paradise Lost)

販　売　桂木栄一　高橋 徹　川井田美景　森田 巌　末吉秀樹
庄司俊昭　大井重儀
編　集　村上 誠
制　作　関 結香

印刷・製本　中央精版印刷株式会社

ISBN978-4-8334-4059-2
Printed in Japan